臨床工学テキスト

Biochemistry –Metabolism–

生化学 −代謝−

海本浩一 編著

永田俊司／橘 克典／鎌田亜紀 著

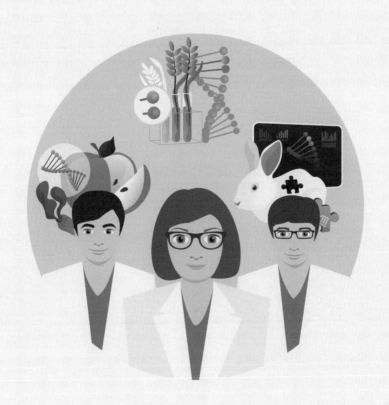

TDU 東京電機大学出版局

はじめに

　生物は生命活動を維持するためにエネルギーを必要とする。ヒトは外界から食物を取り入れて化学エネルギーを取り出し生命を維持しており，そのエネルギー生成過程を細胞レベルで理解することは，生化学の知識や思考を身につけるという意味で重要である。近年，遺伝子領域の研究が急速に進歩し，ゲノム解析やバイオテクノロジーという新しい分野に広がっている。生化学でもこの領域を扱うが，これら新しい知見は日進月歩で内容が膨大である。本書では医療系学生にとって生化学の第一歩である物質の代謝，生命活動を維持するためのエネルギー生成に焦点を当て，生化学の代謝に関しては，この程度は知っておかなければならないという内容に絞ってコンパクトにまとめた。

　細胞内の物質の変化を知るうえで，物質の化学式（構造式，官能基，化学反応式）の変化を理解しながら見ていくとよくわかる。しかし，化学式が苦手という学生も少なからずいるものと思う。このような場合，体の中の反応を化学式で捉えるのではなく言葉で捉え，反応の流れを理解すればよい。何が，どのように変化して，何に変わり，何が生まれるのか，といった一連の流れを理解することが重要である。これまでの生化学の授業を担当してきた私の率直な感想である。多くの著書では化学反応式があまりにも多く，生化学は難しいという印象を学生に与えているものと思われるため，できる限り少なくまとめたつもりである。

　ヒトは食物を食べて栄養素である糖質，脂質，タンパク質を吸収し，細胞内でそれぞれを代謝してエネルギーを得，不要なものは排泄している。これら一連の過程はつながっており，それぞれ断片的に覚えるものではない。本書では食物から栄養素を吸収し細胞に届けるまでを生理学の復習として第1章，第2章で，栄養素が細胞内に届けられてからを生化学として第3章から記載している。生理学から生化学へと，第1章，第2章から第3章以降へとつながっていることをしっかりと意識して学んでほしい。糖質，脂質，タンパク質も異なった代謝経路ではあるが実はつながっており，このことを理解することが最も大切である。

　本書は医療系学生，特に臨床工学技士を目指す学生にとって，代謝の最小限の知識は身につけてほしいという教材とし，すべてのページにサイドスペースを設けている。授業中あるいは自宅学習において重要なこと，気づいたこと，調べたことを書き込めるようにするためであり，各自の教材＆ノートとして活用してほしい。本書が生化学を学ぶ学生にとってスムーズな第一歩となることを願う。

　最後に，本書作成において長期間にわたり激励と貴重なご助言を頂いた稲垣千穂先生（医学博士）に深謝致します。

2021 年 3 月

海本　浩一

目　次

第1章
細胞の構造と機能

ヒトの体は複数の細胞で構成されている。これを多細胞生物といい，1個の受精卵が多数の細胞に分裂して個体として成長していく。細胞は成長の過程で機能や形状が多様に分化して組織となり器官を形成する。器官はさらに器官系として（消化器系，循環器系，神経系など）まとまった働きをし，多くの器官系が協調し合って1つの生体が生命現象を営む。成人の体ではおよそ200種に分化した細胞が約60兆個に及ぶ。

学習目的

生命活動を営む細胞の構造と各器官の機能を学ぶ。さらに，細胞質基質とミトコンドリアにおける物質代謝のエネルギー生成への関連性，核やリボソーム，小胞体，ゴルジ体が行うタンパク質合成の過程について理解する。

学習内容

1．生命現象と細胞

多細胞生物，細胞，組織，器官

2．細胞の構成と役割

細胞膜，核，細胞質（細胞小器官と細胞質基質）

3．細胞小器官の役割

ミトコンドリア，リボソーム，小胞体，ゴルジ体，リソソーム，細胞骨格，中心体

1.1

細胞と構造

細胞は原核細胞と真核細胞に分けられる。原核細胞は細胞膜，細胞質はあるが，膜で囲まれた細胞内の区画をもっておらず，細胞質も液状の細胞質基質とリボソームがあるが，遺伝情報をもつ DNA が存在する核には核膜がなく，ミトコンドリアもなく，細胞質内には膜構造をもつものがみられない。

　一方，ヒトなどの真核細胞では，細胞の大きさが直径約 10〜30 μm ほどのものが多く，多様な形状をしている。細胞には，**細胞膜**，**細胞質**（細胞質基質），**核**という 3 つの主要な構成部分がある（図 1.1）。細胞膜で囲まれた細胞内は液状の細胞質基質で満たされている。その細胞内には核とそれ以外のミトコンドリア，小胞体，ゴルジ体，リソソーム，中心体など独自の働きをもつさまざまな膜で隔てられた**細胞小器官**がある。細胞を構成している主な分子は，水，タンパク質，脂質，糖質（炭水化物），核酸であり，これらの分子を構成している基本的な原子は水素（H），酸素（O），炭素（C），窒素（N）である。

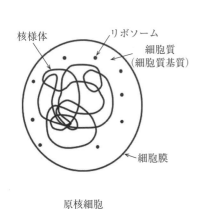

リソソーム
ゴルジ体
リボソーム
粗面小胞体
滑面小胞体
細胞膜

中心体
ミトコンドリア
細胞質（細胞質基質）
細胞骨格
核（核質）
核膜
核小体
核膜孔

核様体
リボソーム
細胞質（細胞質基質）
細胞膜

原核細胞

真核細胞（動物細胞）

図 1.1　細胞の構造

1.2

細胞小器官の役割

✚ 1.2.1 細胞膜

細胞膜は厚さ約 8 nm の生体膜の 1 つで，細胞と外界を隔てている。細胞外との物質，情報，エネルギーの交換や各種代謝反応を行い生命維持の役割を担う。細胞膜はリン脂質が規則正しく並び，その間にタンパク質が散在する構造をもつ。

(1) 構造

細胞膜を構成するリン脂質は二重の層（脂質二重層）を構成し親水基を外向きに配列している（図 1.2）。細胞膜は半透膜の性質があり，酸素や二酸化炭素などのガス体や脂溶性の物質を通過させるが，水や電解質（Na^+，K^+，Ca^{2+} など）のような水溶性の物質はほとんど通過させない。細胞膜の外部に散在するタンパク質はホルモンや化学伝達物質の結合部位となる受容体（レセプター）として，内部に散在するタンパク質は酵素として細胞活動を調整する。また，細胞膜にはリン脂質二重層の両側をつなぐようにタンパク質が存在する。これは，必要な物質を選択的に細胞内に取り入れ，各種代謝産物を細胞外に排出し細胞内外の物質輸送を担う。

このような膜の構造は，核やミトコンドリア，小胞体，ゴルジ体などの生体膜にもみられる。核膜やミトコンドリアは 2 枚の脂質二重層（二重膜），細胞膜や小胞体，ゴルジ体，リソソームは 1 枚の脂質二重層（一重膜）で構成される。

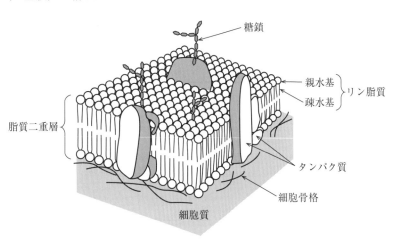

図 1.2　細胞膜の構造

(2) 輸送

　細胞膜を通過する物質の輸送には濃度勾配による拡散という原理に基づく受動輸送と，濃度勾配に関係しない能動輸送がある。脂質二重層を有する細胞膜にはさまざまな種類のタンパク質があり，特定の物質のみを通過させる選択的透過性をもつ。これは受動輸送，能動輸送いずれにもみられる。

　電荷をもつイオンは脂質二重層を貫通するタンパク質により孔が形成されたチャネルと呼ばれる部位を介して受動輸送される。イオンを通過させるチャネルをイオンチャネルという。しかし，細胞は細胞内外の濃度差に従っているわけではなく，細胞内が多く細胞外が少なくても細胞内に取り込む必要のあるものや，逆に細胞内が少なく細胞外が多くても細胞外に排出されるものなど，濃度差に逆らった輸送はエネルギーを使って行われている（能動輸送）。このような能動輸送に関係するタンパク質はポンプと呼ばれ，**ナトリウムポンプ**などがある。

　また，グルコースやアミノ酸などの極性物質は，細胞膜にある**輸送体**（トランスポーター）により細胞膜を通過する。濃度勾配のある Na^+ を利用してほかの物質を細胞内に輸送する仕組みを**共輸送体**という。腸管膜におけるグルコースの吸収は，ナトリウム–グルコース共輸送体により行われている。

✚ 1.2.2　核

　通常，細胞は1個の核をもつ。核は核膜と呼ばれる二重膜で覆われている。核膜の外側にはリボソームが付着し部分的に粗面小胞体とつながっている。さらに，核膜には核膜孔があり物質が出入りする。核の中には染色体や核小体が含まれ，その他の部分は核質と総称される。染色体は**デオキシリボ核酸**（**DNA**）とヒストンというタンパク質が結合して繊維状（クロマチン）になったものが凝集した構造をもち，個体の形質に関するすべての遺伝情報が記録されている。核内ではDNAの複製，DNAの塩基配列を**リボ核酸**（**RNA**）に転写し伝令RNA（メッセンジャーRNA（mRNA））を合成している。また，核小体ではリボソームRNA（rRNA）の転写やリボソームの構築を行う。

✚ 1.2.3　細胞質

　細胞質は細胞小器官と細胞質基質で構成されている。細胞小器官はミトコンドリアや小胞体など独自の働きをもつさまざまな構造体である。一方，細胞質基質は大部分が水で，その他に細胞内の化学反応を補助する酵素や電解質，細胞ごとに生成された産物が含まれる。細胞質基質は，糖代謝（解糖系，ペントースリン酸回路），糖新生，脂肪酸の β 酸

化，脂肪酸合成，アミノ酸の合成と代謝，ヌクレオチド合成，タンパク質合成といった働きの場となっている。

(1) ミトコンドリア

内外二重の脂質二重層からなる棒状の細胞小器官である（図1.3）。内膜にはクリステと呼ばれる棚状の突起があり，内膜に囲まれた部分をマトリックスと呼ぶ。ミトコンドリアは好気的呼吸によりエネルギーを産生する場として重要である。マトリックスではクエン酸回路，内膜では電子伝達や酸化的リン酸化反応が働き，糖質，脂質およびタンパク質の代謝産物が二酸化炭素と水にまで分解される。この過程で遊離されるエネルギーは**アデノシン三リン酸（ATP）**の形で現れ，活動のエネルギー源として細胞全身に供給されている。

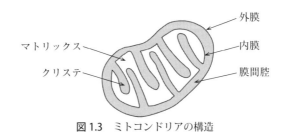

図1.3　ミトコンドリアの構造

(2) リボソーム

リボソームは小型で丸く黒い小体で，RNAとタンパク質からできている。細胞質中を自由に浮遊しているものと，小胞体（粗面小胞体）の膜表面に付着しているものがある。リボソームは**タンパク質合成**の場であり，核膜孔から細胞質に出てきたmRNAの遺伝情報を解読してトランスファーRNA（tRNA）と結合する（図1.4）。tRNAはmRNAの塩基情報に基づく必要なアミノ酸を運搬し，塩基配列をアミノ酸配列に置き換える（翻訳）。リボソームはmRNAの塩基情報を読み込み，tRNAが運んできたアミノ酸を酵素作用により結合させてペプチドやタンパク質を合成する。生成されたタンパク質はほかの細胞小器官で修飾を受けて，特定の機能を発揮するようになる。

タンパク質を構成する20種類の各アミノ酸に対応するmRNAの塩基配列（4種類の塩基（アデニン：A，グアニン：G，シトシン：C，ウラシル：U）の並び方）を遺伝暗号（コード）という。1つのアミノ酸はmRNAの連続した塩基3個1組（トリプレット）の配列によって規定される。この3個1組の塩基配列をコドンと呼ぶ。コドンは$4^3=64$種類存在し，どのコドンがどのアミノ酸に対応するかを示したものを遺伝暗号表という（表1.1）。

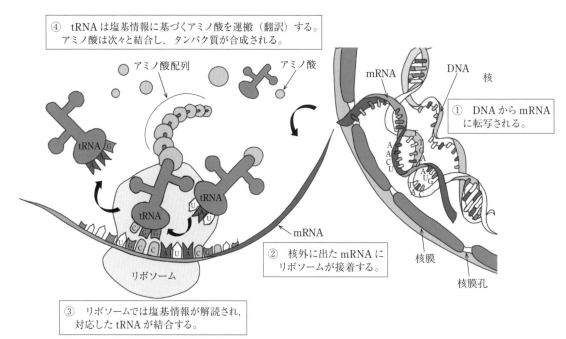

④ tRNA は塩基情報に基づくアミノ酸を運搬（翻訳）する。アミノ酸は次々と結合し，タンパク質が合成される。

① DNA から mRNA に転写される。

② 核外に出た mRNA にリボソームが接着する。

③ リボソームでは塩基情報が解読され，対応した tRNA が結合する。

図 1.4 リボソームにおけるタンパク質の合成

メチオニンとトリプトファン以外のアミノ酸は，1 つのアミノ酸に対して複数のコドンが対応する。これを遺伝暗号の縮重といい，縮重しているコドン間での配列の違いは主に 3 番目の塩基にある。いずれのアミノ酸にも対応しない 3 種類のコドンがあり（UAA，UAG，UGA），これらは終止コドンと呼ばれ翻訳終結のシグナルとして働く。また，AUG のコドンはメチオニンを規定するが，一部の AUG は翻訳開始のシグナル，すなわち開始コドンとしても働く。

表 1.1 遺伝暗号表

第1文字	第2文字				第3文字
	U	C	A	G	
U	UUU UUC フェルニルアラニン UUA UUG ロイシン	UCU UCC UCA UCG セリン	UAU UAC チロシン UAA （終止） UAG （終止）	UGU UGC システイン UGA （終止） UGG トリプトファン	U C A G
C	CUU CUC CUA CUG ロイシン	CCU CCC CCA CCG プロリン	CAU CAC ヒスチジン CAA CAG グルタミン	CGU CGC CGA CGG アルギニン	U C A G
A	AUU AUC イソロイシン AUA AUG メチオニン（開始）	ACU ACC ACA ACG トレオニン	AAU AAC アスパラギン AAA AAG リジン	AGU AGC セリン AGA AGG アルギニン	U C A G
G	GUU GUC GUA GUG バリン	GCU GCC GCA GCG アラニン	GAU GAC アスパラギン酸 GAA GAG グルタミン酸	GGU GGC GGA GGG グリシン	U C A G

（3）小胞体

　小胞体は細胞質内で網状に広がって依存する膜様の小器官である。表面にリボソームが結合している粗面小胞体と，リボソームをもたない滑面小胞体がある。核膜の外膜と粗面小胞体は連続しており，粗面小胞体の延長上に滑面小胞体がある。粗面小胞体の内部にはリボソーム上で作られたタンパク質が入っている。膵外分泌細胞，胃底腺主細胞などのタンパク質合成が盛んな細胞でよく発達する。一方，滑面小胞体はタンパク質の合成には関与せず，コレステロールの合成や分解，脂質代謝，薬物の解毒，Ca^{2+} の貯蔵などの機能を担っている。ステロイド産生細胞，肝細胞，骨格筋や心筋の細胞で多く存在する。

（4）ゴルジ体

　ゴルジ体は膜で覆われた扁平な袋が重なった小器官である。粗面小胞体で合成されたタンパク質はゴルジ体に送られ，糖鎖付加や組換え，ペプチド鎖の切断などの化学的修飾を受ける（図1.5）。ゴルジ体は修飾したタンパク質を仕分けしてそれぞれの行方（分泌顆粒，細胞膜，リソームなど）を決定し小胞に分裂して送り出す。

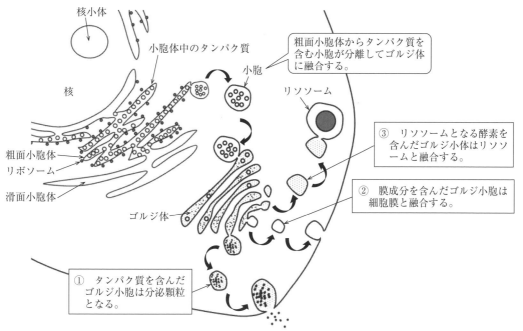

核小体

小胞体中のタンパク質

小胞

核

粗面小胞体からタンパク質を含む小胞が分離してゴルジ体に融合する。

リソソーム

③　リソソームとなる酵素を含んだゴルジ小体はリソソームと融合する。

粗面小胞体
リボソーム
滑面小胞体

ゴルジ体

②　膜成分を含んだゴルジ小胞は細胞膜と融合する。

①　タンパク質を含んだゴルジ小胞は分泌顆粒となる。

図1.5　ゴルジ体による物質の輸送

（5）リソソーム

　膜に包まれた袋状の小顆粒である。内部には各種の加水分解酵素（消化酵素）を含み，細胞内外の不要物質を消化分解する働きをしている。使用不能となった細胞の構造物や細胞内に侵入した外来物質を飲み込み（食

胞）消化して体外に排出する。白血球には多数のリソームが含まれる。

（6）細胞骨格

　細胞質中には細胞骨格と呼ばれるタンパク質からなる線維状の構造体が張りめぐらされている。細胞骨格の主な要素には，アクチン繊維，微小管，中間径繊維がある。細胞骨格は，細胞の運動，形態維持および分裂，細胞内の輸送や情報伝達などに関与している。

（7）中心体

　中心体は円筒状の小体2個よりなり，短い微小管から構成される。核の付近に位置する。中心体は細胞分裂の際に働き，染色体を分離する紡錘体（細胞骨格の一部）が形成する起点となる。

◆参　考◆

細胞死

　細胞死とは，細胞が何らかの理由により細胞膜や核などが破綻し修復不可能となった不可逆的な状態をいう。物理的な損傷により細胞構造が破壊されるのを事故的細胞死といい（ネクローシス），細胞内の遺伝的コードによる細胞死を制御された細胞死という。この制御された細胞死にはアポトーシス，制御されたネクローシスとオートファジーがある。

　アポトーシスとは，多細胞生物の体を構成する細胞死の一種で，プログラムされた細胞死とも呼ばれる。生物の個体をよりよい状態に保つために起こるとされている。たとえば，オタマジャクシからカエルに変態するときに尻尾がなくなるのはアポトーシスによる。シドニー・ブレナー，ロバート・ホロビッツ，ジョン・サルストンの3人は線虫を用いて「器官発生と，プログラムされた細胞死の遺伝制御に関する発見」で，2002年にノーベル生理学・医学賞を受賞している。

　オートファジーとは，細胞内のタンパク質を分解するための仕組みで，簡単にいうと細胞の中の余計なものを細胞自体が取り除くシステムである。酵母からヒトに至るまでの真核生物にみられ，細胞内での異常なタンパク質の蓄積を防いだり，過剰にタンパク質を合成したときや栄養環境が悪化したときにタンパク質のリサイクルを行ったり，細胞質内に侵入した病原微生物を排除することで生体の恒常性維持に関与している。1955年，クリスチャン・ド・デューブはさまざまな加水分解酵素が含まれる細胞小器官であるリソームを発見し，細胞が自らのタンパク質がリソームと融合し分解する現象をオートファジーと命名した。2016年，大隅良典は出芽酵母を観察し「オートファジーの仕組みの解明」でノーベル生理学・医学賞を受賞している。今後，癌やアルツハイマー病などのさまざまな病気の解明や治療に期待されている。

課　題

1. 動物細胞の略図を描き，小器官の役割についてまとめなさい。

確認問題

1. ヒトの体は約（　①　）個の細胞からできている。細胞が集まって（　②　）を形成し，特定の機能をもつ（　③　）を構成している。この（　③　）が集まって（　④　）を形成し，互いに協調し合って生体が生命現象を営んでいる。

2. 細胞にはさまざまな働きをする小器官が存在する。物質の移動に関与する（　①　），遺伝情報を含んでいる（　②　），エネルギー生成に関与する（　③　），タンパク質を合成する（　④　），消化酵素を多く含む（　⑤　），細胞分裂に働く（　⑥　）などがある。

3. mRNA の塩基配列を（　①　）という。1つのアミノ酸は mRNA の連続した塩基（　②　）個の配列によって規定される。この塩基配列を（　③　）と呼ぶ。（　③　）は $4^3 = 64$ 種類存在し，どの（　③　）がどのアミノ酸に対応するか示したものを遺伝暗号表という。

第2章
栄養素の吸収と代謝

　生体は摂取した食物から栄養素を取り出して体の構成に必要な物質を合成する。また，栄養素を分解して生命活動に必要なエネルギーを作り出す。これらの反応は体を構成する細胞内で行われており，物質代謝（代謝）といわれる。

　生体は食物を摂取することで体の構成に必要な物質の合成，エネルギーの産生と利用，生体内における化学反応の調整を行う。食物中の栄養素を吸収可能な形に分解（消化）し吸収する器官の集まりを消化器系といい，この消化器系で分解された栄養素は細胞内に取り込まれエネルギーの源となる ATP が合成される。

学習目的

　食物の栄養素のうち，3大栄養素である糖質，脂質，タンパク質の消化酵素による分解と吸収について理解する。さらに，栄養素の働きや得られるエネルギー，生命活動に必要なエネルギーを学び，摂取した食物からエネルギーを取り出して生命活動に利用する過程を理解する。

学習内容

1．消化酵素

　アミラーゼ，マルターゼ，スクラーゼ，ラクターゼ，ペプシン，トリプシン，キモトリプシン，アミノペプチターゼ，リパーゼ，ヌクレアーゼ

2．栄養素

　糖質（炭水化物），脂質，タンパク質，ビタミン，無機質（ミネラル）

3．物質代謝とエネルギー代謝

　同化，異化，アトウォーターの係数，基礎代謝，エネルギー必要量，食事摂取基準

2.1

消化器系の構造と働き

　消化器系は食物が分解・吸収されながら通過する消化管と，消化を補助する付属の器官よりなる（図2.1）。消化管は口腔に始まり，咽頭，食道，胃，小腸，大腸を経て栄養素を血液中に吸収し，消化できない残渣を肛門から排出する。さらに，唾液腺，肝臓，胆嚢，膵臓から消化液などを合成・分泌して消化を補助する。食物中に含まれる糖質，脂肪，タンパク質は特にエネルギー源として分解されて吸収される。ほかにも，ビタミン，無機質（ミネラル），水が吸収される。

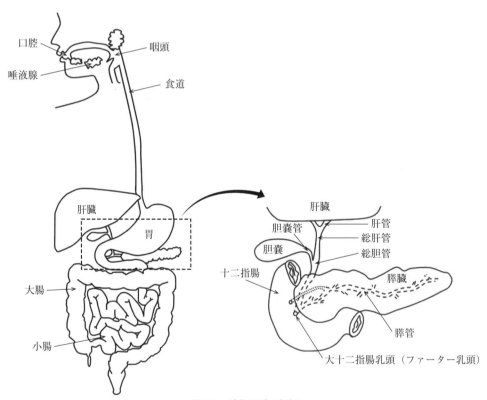

図 2.1　消化器系の概観

✚ 2.1.1　口腔

　食物は表面が粘膜で覆われた腔である口腔から消化管に入る。口腔内では食物を歯で嚙み砕き（咀嚼），唾液腺から分泌される唾液と混ぜ合わせて嚥下しやすい適当な大きさにする。唾液腺は大唾液腺（耳下

腺，舌下腺，顎下腺）と口腔内膜に散在する小唾液腺に分類される（図2.2）。唾液腺は腺房と導管からなる。腺房の細胞には漿液細胞と粘液細胞があり，細胞の構成は腺により異なる。導管は，介在部，線条部，排泄部からなり，各部の分布は腺により異なる。唾液はpH 6～7で大部分は水分である。残りの主成分は漿液細胞から分泌される唾液**アミラーゼ**と粘液細胞から分泌される粘液（ムチン）である。唾液アミラーゼはデンプンを二糖類のマルトースに分解する。ムチンは食塊を滑らかにし咀嚼や嚥下を容易にするとともに口腔内粘膜を保護する。

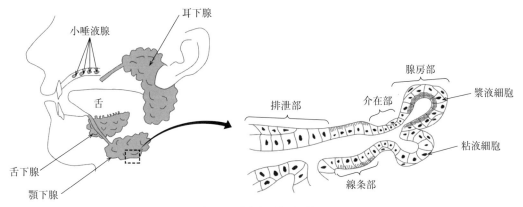

図 2.2　唾液腺の位置と構造

2.1.2　咽頭と食道

　　咽頭は口腔と食道をつなぐ通路であると同時に鼻腔と喉頭をつなぐ空気の通路でもある。食道は咽頭から胃に達するまでの筋性の管で，食物が通らないときは前後に扁平な形をとる。食物は口腔内で嚙み砕かれて唾液と混ぜ合わされて飲み込みやすい塊（食塊）となり咽頭に送られる（口腔期）。食塊が咽頭に達すると，喉頭蓋により気管の入口が塞がれて食道に食塊が送られる（咽頭期）。さらに食塊は食道の自動的な蠕動運動により胃に向かって移送される（食道期）。このように連続した運動の過程（口腔期，咽頭期，食道期）を嚥下という（図2.3）。

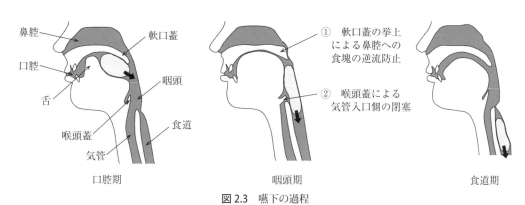

図 2.3　嚥下の過程

✚ 2.1.3　胃

　胃に入った食塊は，胃の蠕動運動による機械的な消化と消化酵素による化学的な消化を受け，粥状の食塊となり十二指腸に送られる。消化酵素が含まれる胃液は，胃粘膜にある胃腺から分泌される。胃腺には主細胞，壁細胞，粘液細胞の3種類があり，主細胞は**ペプシノゲン**，壁細胞は塩酸，粘液細胞は粘液（ムチン）を分泌する（図2.4）。胃液は一般に無色透明でpH1〜2の強い酸性であり，1日の分泌量は1〜3Lである。胃腺から分泌されるペプシノゲンは，塩酸の作用によって**ペプシン**に活性化して消化作用を促進する。消化酵素であるペプシンはタンパク質を分解する。

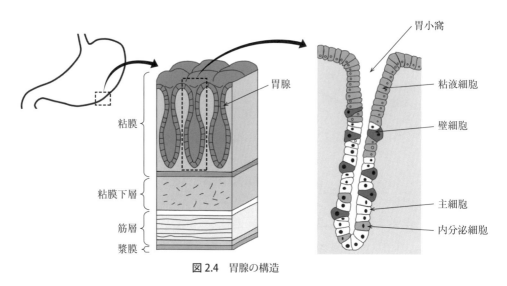

図 2.4　胃腺の構造

✚ 2.1.4　小腸

　小腸は食物の消化と吸収の双方に重要な場である。小腸は十二指腸とそれに続く空腸と回腸よりなる長さ約6〜7mの管状臓器である。十二指腸には，膵臓からの導管（膵管）と胆嚢からの総胆管が合流しており，膵液と胆汁が大十二指腸乳頭（ファーター乳頭）を通して流入する。十二指腸に続く細長い管は上部2/5を空腸，下部3/5を回腸と呼び，腸間膜によって保持されている。血管やリンパ管，神経などは腸間膜の間を通り小腸に分布する。小腸では，食物を長く滞留させて最終的に吸収可能な栄養素にまで消化し，大部分の栄養素を吸収する（表2.1）。

（1）小腸における消化

　小腸における消化は，蠕動運動による機械的な消化と消化酵素による化学的な消化によってなされる。小腸粘膜から分泌される腸液中の消化酵素と膵臓で産生される膵管を通って十二指腸に出てくる消化酵素が，

小腸内で食物を分解する。糖質，タンパク質，脂肪は，それぞれグルコースなどの単糖類，アミノ酸，脂肪酸とグリセリドなどの最終産物にまで分解される。また，肝臓で産生される胆汁は消化作用を含まないが，総胆管を経て十二指腸に流入し脂肪酸の消化を補助する。

1）膵液

膵液は膵臓から1日におよそ1〜1.5 L分泌される。重炭酸ナトリウム（NaHCO₃）を多く含む弱アルカリ性となっているため胃を通過した酸性の消化物を中和する。膵液には以下の消化酵素が含まれる。

① **アミラーゼ**：デンプンをマルトース（麦芽糖）に分解
② **トリプシン**と**キモトリプシン**：タンパク質をペプチドに分解
③ **リパーゼ**：脂肪を脂肪酸とモノグリセリドに分解
④ **ヌクレアーゼ**：核酸を分解

2）腸液

腸液は，十二指腸腺（ブルンネル腺）と腸腺（リーベルキューン腺）より分泌される。弱アルカリ性で1日の分泌量は1.5〜3 Lである。十二指腸上部に分布するブルンネル腺から分泌される腸液は，粘液と重炭酸ナトリウム（NaHCO₃）を多く含み酸性の糜汁を中和する。小腸上皮細胞の絨毛間に開口しているリーベルキューン腺からは各種の消化酵素を含む腸液が分泌され，膵液の消化作用を補って消化を完成させる働きをもつ。

① **マルターゼ**：マルトースをグルコースに分解
② **スクラーゼ**：スクロースをグルコースとフルクトースに分解
③ **ラクターゼ**：ラクトースをグルコースとガラクトースに分解
④ **アミノペプチターゼ**：ペプチドをアミノ酸に分解
⑤ **リパーゼ**：脂肪を脂肪酸とモノグリセリドに分解
⑥ **ヌクレアーゼ**：核酸を分解
⑦ **エンテロキナーゼ**：膵液中のトリプシノゲンをトリプシンに活性化

3）胆汁

胆汁は肝臓で生成され，1日におよそ500 mL分泌される。消化酵素を含まないが，胆汁酸，胆汁色素，脂質を含む。胆汁酸は界面活性作用があり，脂肪を乳化して細かな微粒子にしてリパーゼとの反応を促進し，小腸からの吸収を助ける役割を果たす。腸内に分泌された胆汁酸の90〜95％は小腸で再吸収され，肝臓に戻り再び胆汁として分泌される。

表 2.1　栄養素と主な消化酵素

消化液	唾液	胃液	膵液	腸液	最終消化産物
pH	6〜7	1〜2	約8	7〜8.5	
主な消化酵素 / 栄養素	アミラーゼ	ペプシン	アミラーゼ トリプシン キモトリプシン リパーゼ ヌクレアーゼ	マルターゼ スクラーゼ ラクターゼ アミノペプチダーゼ リパーゼ ヌクレアーゼ	
糖質　デンプン	アミラーゼ → マルトース		アミラーゼ → マルトース マルターゼ	マルターゼ → グルコース	グルコース
スクロース				スクラーゼ	グルコース フルクトース
ラクトース				ラクターゼ	グルコース ガラクトース
タンパク質		ペプシン → オリゴペプチド	トリプシン キモトリプシン → ペプチド	アミノペプチダーゼ → アミノ酸	アミノ酸
脂質			リパーゼ	リパーゼ	脂肪酸 モノグリセリド
核酸			ヌクレアーゼ → ヌクレオチド	ヌクレアーゼ	塩基（T A G C U） 糖

（2）小腸における吸収

　食物の吸収のほとんどは小腸で行われる（図2.5）。腸管腔は輪状ヒダ，絨毛，微絨毛の3層からなり吸収のために表面積を増大させている。絨毛の表面は小腸上皮細胞に覆われ，その表面には刷子状の微絨毛がある。分解された栄養素は微絨毛から小腸上皮細胞に吸収されて毛細血管や毛細リンパ管に入る。糖質は，グルコースやガラクトース，フルクトースの単糖類に分解されて毛細血管から門脈に入る。同様に，タンパク質はアミノ酸に分解されて門脈に入る。これらの栄養素は肝臓に入り代謝や貯蔵されたのち，肝静脈から下大静脈に入り心臓へ送られる。一方，脂質は脂肪酸とモノグリセリドに分解される。さらに小腸で胆汁酸と混合されてミセルを形成し可溶化する。ミセルの状態となった脂肪酸やモノグリセリドは，小腸上皮細胞内に吸収されて再び脂質が合成される。脂質は水に溶けないため，このままでは血液中を循環できない。そこで脂質はアポリポタンパク質と結合して親水性の高いキロミクロン

となり，リンパ管に吸収される。その後，左鎖骨下静脈に合流し心臓を経由して全身に運ばれる。脂肪酸の一部は遊離脂肪酸として吸収され門脈から肝臓に入る。また，小腸では Na^+，Cl^-，Ca^{2+}，Fe^{2+} といった電解質や水も吸収する。

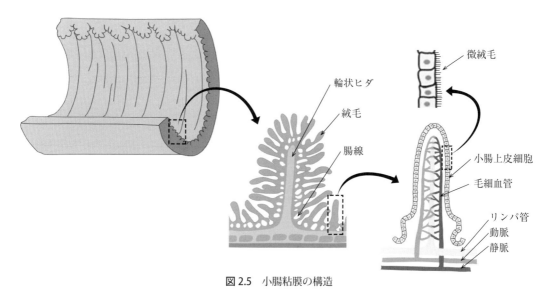

微絨毛
輪状ヒダ
絨毛
腸線
小腸上皮細胞
毛細血管
リンパ管
動脈
静脈

図 2.5　小腸粘膜の構造

2.1.5　大腸

　大腸は小腸に続く消化管の末梢であり，盲腸，結腸，直腸からなる長さが約 150〜170 cm の管状臓器である。小腸から送られた半流動性の内容物は，ここで水と電解質の吸収を受け，固形物となって直腸へ送られ糞便として体外に排泄される。

2.1.6　膵臓

　膵臓は十二指腸湾曲部に接し，**インスリン**や**グルカゴン**などのホルモンを分泌する内分泌部である膵島（**ランゲルハンス島**）と膵液を分泌する外分泌部からなる腺器官である（図 2.6）。外分泌腺の腺房細胞から消化酵素が，導管細胞から水分と HCO_3^- などの電解質が分泌される。

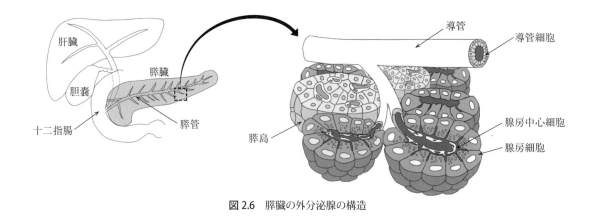

肝臓　胆嚢　十二指腸　膵臓　膵管　膵島　導管　導管細胞　腺房中心細胞　腺房細胞

図 2.6　膵臓の外分泌腺の構造

2.1.7　肝臓

　肝臓は腹腔内の右上部で横隔膜の下に位置する。肝臓の下面にある肝門には，肝臓に酸素と栄養を供給する固有肝動脈，胃，膵臓，脾臓，小腸，大腸からの静脈血が集まる門脈，肝臓で生成された胆汁が流れる胆管，リンパ管，神経が出入りする。肝静脈は肝臓の肝門を通らず上面から出て下大静脈につながる。

　肝臓は解毒作用，血液凝固因子の生成，血液の貯蔵などの働きをもつだけでなく栄養代謝に大きく関与する。小腸から吸収したグルコースは門脈を通って肝臓に入り（図 2.7），その大部分は**グリコーゲン**に合成されて肝臓内に貯蔵される。血液中のグルコース（血糖値）が低下するとグリコーゲンはグルコースに分解されて血液中のグルコースを増やす（糖代謝）。また，肝臓では，吸収されたアミノ酸からタンパク質の合成（タンパク質代謝），吸収された脂質の分解や合成（脂質代謝）を行う。このように，消化管から吸収した栄養分を含む血液は門脈に集まり肝臓に送られて代謝された後，肝静脈，下大静脈を通り心臓を経て全身に送られる。

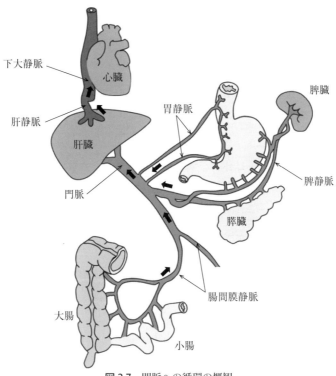

下大静脈

心臓

肝静脈

胃静脈

脾臓

肝臓

脾静脈

門脈

膵臓

腸間膜静脈

大腸

小腸

図 2.7　門脈への循環の概観

2.2

栄養素の代謝とエネルギー

✚ 2.2.1　代謝（同化と異化）とエネルギー

　ヒトは体に必要な栄養を外界から摂取し，個体独自の構成成分に作り替える。細胞の成長や増殖に必要なタンパク質も日々新しく合成される。これを同化という。また，それとは逆に細胞内では物質の分解が行われる。大きな分子を小さな構成部分に分解してエネルギーを取り出す過程を異化という。異化作用で得られたエネルギーは生命活動に利用され，残りは体熱となる。このように同化や異化の作用でさまざまな物質を作り出したり分解することを代謝という。

✚ 2.2.2　栄養素の働き

　ヒトは生命維持のために食物を摂取して体内で代謝し不要物を体外に排泄する。この一連の現象を栄養という。ヒトは外界から自由に食物を選択して摂取するが，その中に含まれる栄養の成分はほぼ定まっている。この成分を栄養素といい，通常，糖質（炭水化物），脂質，タンパク質を3大栄養素といい，これにビタミンと無機質（ミネラル）を入れて5大栄養素という。

（1）糖質（炭水化物）

　糖質は炭水化物とも呼ばれ，炭素，水素，酸素が $C_n(H_2O)_m$ の割合で結合した化合物である。主にエネルギー源として重要な役割をもつ。白米，麺類，パン，芋類などに多く含まれる。通常の食生活では1日当たりに必要なエネルギー摂取量の半分以上を占め，最も多く利用される。糖質最小単位にあたる単糖類にグルコースがあり，血液中のグルコースを血糖という。グルコースは血液中を循環し必要に応じて各細胞に取り込まれてエネルギー源として消費される。過剰な糖質は肝臓や筋肉にグルコースが重合したグリコーゲンとして蓄えられ，必要に応じてエネルギー源として利用される。また，糖質の一部は脂質やアミノ酸，核酸，糖鎖の合成に利用される。

（2）脂質

　脂質は炭化水素とカルボキシル基（-COOH）からなる化合物である。3大栄養素のなかでも最も高いエネルギーを放出する。肉，魚，牛乳・乳製品，卵，油，バター，マヨネーズなどに多く含まれる。摂取し

た脂質のうち，過剰なものは皮下や内臓の脂肪組織に蓄えられ，必要に応じて分解して利用する。脂肪組織は体温放散の防止や内臓を保護する役割がある。また，リン脂質やコレステロールなどの細胞膜の構成成分，ステロイドホルモンや脂溶性ビタミンなどの原料として利用される。

（3）タンパク質

タンパク質はアミノ酸が多数結合した高分子化合物であり，体を構成する細胞の主要な構成成分として欠かせない。肉，魚，大豆製品（豆腐や納豆など），卵，乳製品などに多く含まれる。タンパク質の構造や機能は主として構成するアミノ酸の種類とその並び方で決まる。物質代謝に必要な酵素，生体機能の調節に必要なホルモン受容体，筋収縮に必要なアクチンやミオシン，生体を防御するための免疫グロブリン，酸素を運搬するヘモグロビンなどその働きは多岐にわたる。さらに，グルコースや脂質の供給が不足している際にタンパク質はエネルギー源としても利用される。

（4）ビタミン

ビタミンは食物中に微量に存在する有機物で，エネルギー源にはならないが，物質代謝の過程に必要とされる（表2.2）。生体内では合成されないが，体が正常な機能を維持するために欠かせないため，食品から摂取しなければならない。ビタミンが不足すると，そのビタミン固有の欠病症状をきたす。

表2.2　ビタミンの機能と欠乏症

ビタミン			生体における機能の例	主な欠乏症
脂溶性ビタミン	ビタミンA		視細胞の色素成分 上皮保護	夜盲症，発育障害
	ビタミンD		カルシウムの吸収促進	骨軟化症，くる病
	ビタミンE		抗酸化作用	赤血球の溶血
	ビタミンK		血液凝固因子の活性化	血液凝固異常
水溶性ビタミン	ビタミンB群	ビタミンB_1	糖代謝	脚気，神経炎
		ビタミンB_2	酸化還元反応	口角炎
		ビタミンB_6	アミノ酸代謝	皮膚炎
		ビタミンB_{12}	アミノ酸代謝の補酵素 赤血球の合成促進	貧血
		ナイアシン	酸化還元反応	ペラグラ
		葉酸	赤血球の合成促進	貧血
	ビタミンC		抗酸化作用 コラーゲン合成	壊血病

（5）無機質（ミネラル）

無機質は，ビタミンと同様にエネルギー源にならないが，生体のさま

ざまな機能を円滑に進めるために必要である（表2.3）。ナトリウム，カリウム，カルシウム，リン，鉄，亜鉛といった無機質は生体内で合成されないため食品から摂取する必要がある。

表 2.3　無機質の機能と欠乏症

無機質	生体における機能の例	主な欠乏症
ナトリウム（Na）	浸透圧や体液量の調節，膜電位の調整	食欲不振，痙攣
カリウム（K）	浸透圧調節，膜電位の調整	筋力低下，心電図異常
カルシウム（Ca）	骨，歯の成分	くる病，骨粗鬆症
リン（P）	骨，歯，細胞膜などの成分	食欲不振，骨軟化症
鉄（Fe）	ヘモグロビンの成分	鉄欠乏性貧血
亜鉛（Zn）	タンパク質の合成	肢端性皮膚炎，創傷治癒障害
マグネシウム（Mg）	骨の成分，筋肉・神経の興奮	神経障害，低カルシウム血症
マンガン（Mn）	酵素の成分	成長遅延，糖質・脂質代謝障害
銅（Cu）	ヘモグロビンの合成	貧血，中枢神経障害
ヨウ素（I）	甲状腺ホルモンの成分	甲状腺機能低下症，甲状腺腫
セレン（Se）	抗酸化物質の成分	心筋障害，筋力低下

✚ 2.2.3　アトウォーターの係数

栄養素は，代謝を営むことにより二酸化炭素と水に分解されエネルギーを発生する。**アトウォーターの係数**は，栄養素1gがヒトの体内で代謝されるときに放出されるエネルギーを示し，食物の利用可能なエネルギーを計算するために使われる（表2.4）。食物は，ヒトの体内ですべて吸収されずに一部は排泄され，吸収されても利用されずに排泄される。アトウォーターの係数は，食物の物理的燃焼値から体内での吸収や排泄を加味したものである。

表 2.4　アトウォーター係数と物理的燃焼値

成分	アウトウォーター係数〔kcal/g〕	物理的燃焼値〔kcal/g〕
タンパク質	4	5.7
脂質	9	9.4
糖質	4	4.1

✚ 2.2.4　エネルギーの必要量

生体のエネルギー必要量は，①生体機能の維持に必要なエネルギー（基礎代謝量），②身体活動に必要なエネルギー，③食事摂取に伴って産生されるエネルギー，④発育に必要なエネルギーがある。特に重要となるのが①と②である。1日当たりの推定エネルギー必要量は以下の式で求められる。

推定エネルギー必要量〔kcal/日〕＝基礎代謝量×身体活動レベル

(1) 基礎代謝量

基礎代謝量は，呼吸，血液循環，筋の緊張，体温維持その他の内臓器官の活動など，生きていくために必要な最小のエネルギー代謝量として算出される（表2.5）。覚醒直後の早朝空腹時，室温が23～24度で安静臥位の状態において測定する。年齢とともに変化し，男性は女性より高く，冬は夏に比べて高い。このように，体重，年齢，性別，環境温度などの影響を受ける。なお，参照体重や参照身長とは性別および年齢区分に応じ日本人の平均的な体位として想定し，健全な発育および健康の保持・増進，生活習慣病の予防を考えるうえで参照値として提示された参照体位である。

$$基礎代謝量〔kcal/日〕= 基礎代謝基準値〔kcal/kg 体重/日〕$$
$$×参照体重〔kg〕$$

表2.5 参照体重における基礎代謝量

性別	男性			女性		
年齢〔歳〕	基礎代謝基準値〔kcal/kg 体重/日〕	参照体重〔kg〕	基礎代謝量〔kcal/日〕	基礎代謝基準値〔kcal/kg 体重/日〕	参照体重〔kg〕	基礎代謝量〔kcal/日〕
1～2	61.0	11.5	700	59.7	11.0	660
3～5	54.8	16.5	900	52.2	16.1	840
6～7	44.3	22.2	980	41.9	21.9	920
8～9	40.8	28.0	1 140	38.3	27.4	1 050
10～11	37.4	35.6	1 330	34.8	36.3	1 260
12～14	31.0	49.0	1 520	29.6	47.5	1 410
15～17	27.0	59.7	1 610	25.3	51.9	1 310
18～29	23.7	64.5	1 530	22.1	50.3	1 110
30～49	22.5	68.1	1 530	21.9	53.0	1 160
50～64	21.8	68.0	1 480	20.7	53.8	1 110
65～74	21.6	65.0	1 400	20.7	52.1	1 080
75 以上	21.5	59.6	1 280	20.7	48.8	1 010

日本人の食事摂取基準（2020 年版）より

(2) 身体活動レベル

体に必要なエネルギーは身体活動の度合いが強いほど高い。日常の身体活動を，強度に応じて3段階（低い，ふつう，高い）に区分し数値で表したものを身体活動レベルという（表2.6）。成人の場合，低い（Ⅰ）が1.50，ふつう（Ⅱ）が1.75，高い（Ⅲ）が2.00である。

表 2.6 身体活動レベル別にみた活動内容の代表例

身体活動レベル	低い（Ⅰ）	ふつう（Ⅱ）	高い（Ⅲ）
	1.50 （1.40〜1.60）	1.75 （1.60〜1.90）	2.00 （1.90〜2.20）
日常生活の内容	生活の大部分が座位で，静的な活動が中心の場合	座位中心の仕事だが，職場内での移動や立位での作業・接客等，通勤・買い物での歩行，家事，軽いスポーツ，のいずれかを含む場合	移動や立位の多い仕事の従事者，あるいは，スポーツ等余暇における活発な運動習慣をもっている場合

日本人の食事摂取基準（2020 年版）より抜粋

➕ **2.2.5　食事の摂取基準**

食事の摂取基準は，健康の維持や増進，エネルギーや栄養素欠乏症の予防，生活習慣病の予防，過剰摂取による健康障害の予防を目的として制定したエネルギーおよび各栄養素の摂取量の基準である（表2.7）。日本人の食事摂取基準は，健康な個人または集団を対象としており，厚生労働省が5年ごとに改定している。

表 2.7　3 大栄養素の摂取目標

栄養素	糖質	脂質	タンパク質
年齢〔歳〕	目標値※ 〔%エネルギー〕	目標値※ 〔%エネルギー〕	目標値※ 〔%エネルギー〕
1〜49	50〜65	20〜30	13〜20
50〜64	50〜65	20〜30	14〜20
65 以上	50〜65	20〜30	15〜20

日本人の食事摂取基準（2020 年版）より抜粋
※生活習慣病を一次予防する観点から現在の日本人が当面の目標とすべき1日の摂取量

➕ **2.2.6　栄養素の最適な摂取量**

20 歳男性の糖質，脂質，タンパク質について目標とすべき1日の摂取量を計算する。

基礎代謝量〔kcal/日〕は 1 530 kcal/日（表2.5），活動レベルを 1.75（表2.6）とすると推定エネルギー必要量は以下の式で算出できる。

$$推定エネルギー必要量〔kcal/日〕= 1\,530〔kcal/日〕× 1.75$$
$$≒ 2\,678〔kcal/日〕$$

糖質の食事摂取目標量は表 2.7 より57％とすると，以下のように求められる。

$$糖質の食事摂取目標量 = \frac{推定エネルギー必要量×糖質の摂取目標量}{糖質のアトウォーター係数}$$
$$= \frac{2\,678〔kcal/日〕×57\%}{4〔kcal/g〕} ≒ 382〔g/日〕$$

脂質の食事摂取目標量は表 2.7 より25％とすると，以下のように求められる。

$$脂質の食事摂取目標量 = \frac{推定エネルギー必要量 \times 脂質の摂取目標量}{脂質のアトウォーター係数}$$

$$= \frac{2\,678〔kcal/日〕\times 25\,\%}{9〔kcal/g〕} \fallingdotseq 74〔g/日〕$$

　タンパク質の食事摂取目標量は表2.7より16%とすると，以下のように求められる。

$$タンパク質の食事摂取目標量$$

$$= \frac{推定エネルギー必要量 \times タンパク質の摂取目標量}{タンパク質のアトウォーター係数}$$

$$= \frac{2\,678〔kcal/日〕\times 16\,\%}{4〔kcal/g〕} \fallingdotseq 107〔g/日〕$$

　以上より，20歳男性では，

　　　推定エネルギー必要量は2 678〔kcal/日〕

　　　糖質の食事摂取目標量は382〔g/日〕

　　　脂質の食事摂取目標量は74〔g/日〕

　　　タンパク質の食事摂取目標量は107〔g/日〕

となる。

課　題

1. 栄養素と主な消化酵素（表2.1）を写してまとめなさい。

2. アトウォーターの係数（表2.4）と3大栄養素の摂取目標（表2.7）を写してまとめなさい。

確認問題

1. タンパク質は，pH（　①　）の胃液に含まれる（　②　）によりオリゴペプチドに分解される。その後，膵液に含まれる（　③　）やキモトリプシンにより（　④　）に，腸液に含まれる（　⑤　）によってアミノ酸に分解される。

2. 覚醒状態で生体機能維持に必要な最小限の代謝を（　①　）という。日本人の食事摂取基準（厚生労働省2020年版）によると20歳男性では（　②　）kcal/日，20歳女性では（　③　）kcal/日である。この値に身体活動レベルを乗じることで（　④　）を求めることができる。

3. アトウォーターの係数を用いて，5%ブドウ糖1 000 mLから得られるエネルギー量〔kcal〕を求めよ。

第3章
糖 質

　ヒトは栄養素のなかで糖質を最も多く摂取している。糖質は炭素と水の化合物という意味で炭水化物と呼ばれており，自然界に多く存在し，単糖類，オリゴ糖類，多糖類に分類されている。さらに単糖類にも多くの異性体が存在する。

学習目的
　糖質の定義を知り，最小炭素数の糖であるグリセルアルデヒドとジヒドロキシアセトンについて学ぶ。これにより異性体を学び，主に六炭糖であるグルコースのさまざまな異性体について学習する。また，単糖類が2つ結合した二糖類（オリゴ糖），多糖類についても学ぶ。

学習内容
1. 糖質
　糖質の定義，不斉炭素と異性体，偏光と光学異性体
2. 単糖類と異性体
　DL異性体，アルドースとケトース，アノマー，エピマー
3. グルコースの誘導体
　ウロン酸，糖アルコール，アミノ糖
4. 二糖類（オリゴ糖類）
　マルトース，セロビオース，ラクトース，スクロース
5. 多糖類
　ホモ多糖：デンプン，グリコーゲン，セルロース
　ヘテロ多糖：マンナン，グリコサミノグリカン（ヒアルロン酸，コンドロイチン硫酸，ヘパリン）

3.1

糖質

糖質はその一般式が $C_n(H_2O)_m$ で表され，炭素（C）と水（H_2O）の化合物から**炭水化物**とも呼ばれる。糖質は生体内においてエネルギー源となり，生命維持活動に重要な物質である。その構造には水酸基（-OH基）が多数含まれており，水酸基が複数ある化合物には甘みを感じることが多い。

糖質の定義は，**アルデヒド基**（**-CHO**）または**ケトン基**（ $\diagdown C=O$ ）と **2 個以上**のアルコール性**水酸基**（**-OH**）をもつ，**炭素数 3 以上**の化合物である。最小炭素数 3 の糖質は**グリセルアルデヒド**と**ジヒドロキシアセトン**である（図 3.1）。

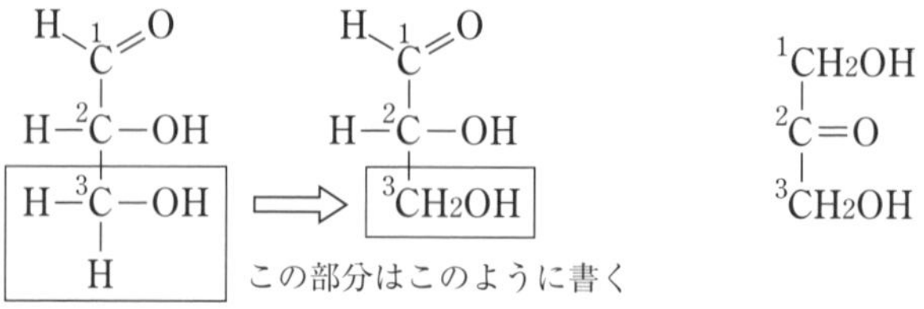

この部分はこのように書く

グリセルアルデヒド

ジヒドロキシアセトン

図 3.1　炭素数 3 の糖質

➕ 3.1.1　異性体と不斉炭素

グリセルアルデヒドとジヒドロキシアセトンは，同じ組成式 $C_3H_6O_3$（$C_3(H_2O)_3$）で構造が異なる。これを**構造異性体**という。異性体には構造異性体と立体異性体があり，立体異性体とは同じ構造式をもつが立体的構造の異なる化合物をいう。これは**不斉炭素**という 4 つの異なる原子または原子団が結合している炭素原子によって生じる。

図 3.1 のグリセルアルデヒドでは，^1C と ^3C は不斉炭素ではなく，^2C が不斉炭素となり立体異性体のうちの**光学異性体**が存在する（図 3.2）。一方，ジヒドロキシアセトンには不斉炭素はない。

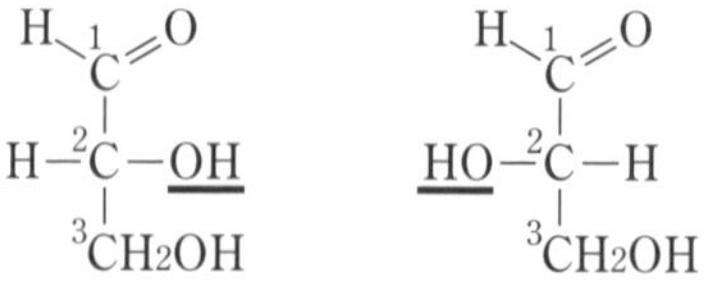

図 3.2　グリセルアルデヒドの光学異性体

ジヒドロキシアセトン

　ジヒドロキシアセトンのジはギリシャ語の数に関する接頭語で 2 を示し，アセトンにヒドロキシ基（水酸基 -OH）が 2 つ結合しているという意味になる。

$$
\begin{array}{cc}
\text{CH}_3 & \text{CH}_2\text{OH} \\
| & | \\
\text{C}=\text{O} & \text{C}=\text{O} \\
| & | \\
\text{CH}_3 & \text{CH}_2\text{OH} \\
\end{array}
$$

アセトン　　　　　ジヒドロキシアセトン

参考図 3.1　アセトンとジヒドロキシアセトン

　ギリシャ語の数に関する接頭語で 1～10 の読み方は次のようになる。

　　1：モノ，2：ジ，3：トリ，4：テトラ，5：ペンタ，

　　6：ヘキサ，7：ヘプタ，8：オクタ，9：ノナ，10：デカ

光学活性と偏光，旋光

　1808 年フランスの物理学者マリュスは，方解石を通過した光は自然光と違い結晶の方向によって決められる単一な偏光面をもつことを発見した。さらに，水晶にこの偏光を入射させると偏光の回転が起こり，水晶の結晶形の違いにより右に回転させるものと左に回転させるものがあることを見出した。1815 年フランスの物理学者ビオーは天然有機化合物のなかにも溶液中で偏光面を回転させるものがあることを発見し，この性質が溶存物質分子に固有のものであることを確かめた。このように偏光面を回転させる性質を旋光性といい，旋光性をもつ物質は光学活性であるという。詳細は第 9 章を参照。

　この性質はサングラスやカメラのレンズなど，さまざまなものに応用されている。

3.2

単糖類と異性体

　単糖類はアルデヒド基をもつアルドースとケトン基をもつケトースがある。炭素の数によって三炭糖（トリオース），四炭糖（テトロース），五炭糖（ペントース），六炭糖（ヘキソース）などに分類される。

　単糖類の化学構造は一般に**フィッシャー（Fischer）の式**か**ハース（Haworth）の式**で表される（図3.3）。炭素数5以上の単糖は環状構造をとるので，一般にハースの式で表す。

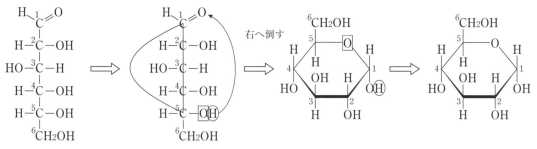

フィッシャーの式　　　　　ハースの式

図 3.3　六炭糖のフィッシャーの式とハースの式

◆参　考◆

フィッシャーの式からハースの式への変換

^{1}C と ^{5}C が環状構造をとる　　　H が離れ O に結合

右へ倒す

参考図 3.2　D–グルコースから α–D–グルコースへの変換

1. D–グルコースのアルデヒド基の ^{1}C から最も遠い不斉炭素である ^{5}C に結合している水酸基（OH）が環状構造をとる。
2. ^{5}C の水酸基（-OH）の水素（H）が外れ，アルデヒド基の酸素（O）の二重結合が外れて水素と結合する。

3. そのまま右に倒れて ^5C の酸素（O）が入り環状構造となる。

3.2.1 アルドースとケトース

1位の炭素にアルデヒド基をもつ糖を**アルドース**といい，六炭糖では**グルコース**がある。2位の炭素にケトン基をもつ糖を**ケトース**といい，六炭糖では**フルクトース**がある。アルドースとケトースは構造異性体である（図3.4）。

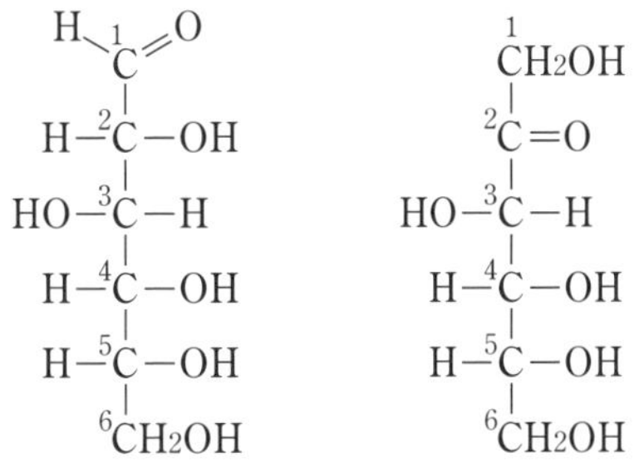

```
      H    O              1
       \\ //             CH2OH
    1   C                 |
        |             2   C=O
   H—2C—OH               |
        |           HO—3C—H
  HO—3C—H                |
        |            H—4C—OH
   H—4C—OH                |
        |            H—5C—OH
   H—5C—OH                |
        |              6  CH2OH
      6 CH2OH
```

グルコース　　　　　フルクトース

図3.4　アルドースとケトース

3.2.2 光学異性体（Dextro(D) 体，Levo(L) 体）

光学異性体にはD，L異性体が存在し互いに鏡像の関係にあり，アルデヒド基（またはケトン基）から最も離れた不斉炭素に結合した水酸基の向きによって決められる。図3.4のフィッシャーの式でみると，^1C と ^6C は不斉炭素ではなく，^2C，^3C，^4C，^5C が不斉炭素であり，この5位（^5C）のOHが右にあるのをD体，左側にあるのをL体という（図3.5）。

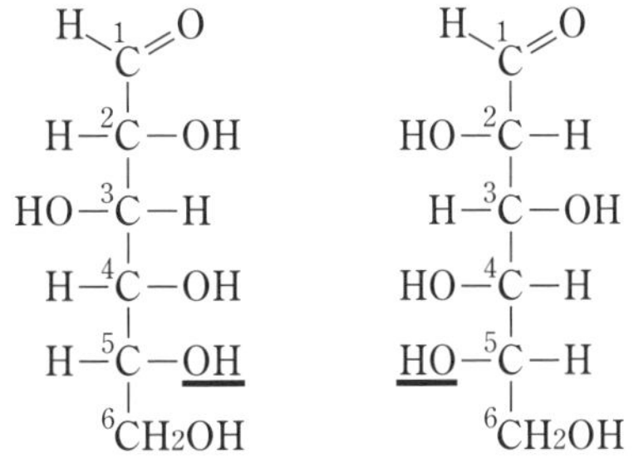

```
      H    O                    H    O
       \\ //                     \\ //
    1   C                     1   C
        |                          |
   H—2C—OH                 HO—2C—H
        |                          |
  HO—3C—H                  H—3C—OH
        |                          |
   H—4C—OH                 HO—4C—H
        |                          |
   H—5C—OH                 HO—5C—H
        |                          |
      6 CH2OH                   6 CH2OH
```

D−グルコース　　　　　L−グルコース

図3.5　グルコースのD，L体

3.2.3 環状構造とアノマー

六炭糖のグルコースの場合，環状構造をとると1位の炭素が新たに不斉炭素となり立体異性体を生じる。この立体異性体を**アノマー**という。ハースの式では1位の炭素の −OH 基が環状構造を形成している5位の

炭素に結合している置換基（6位の炭素，CH2OH）と反対側にあるものを α-アノマー，同じ側にあるものを β-アノマーと呼ぶ（図3.6）。

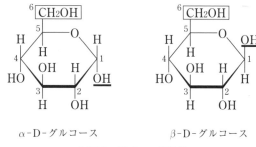

α-D-グルコース   β-D-グルコース

図 3.6　アノマー異性体

　炭素数5以上の単糖類は一般に環状構造をとる。アルドースのうち六単糖のグルコースが環状構造をとると六員環（ピラン）となり，ケトースのうち六単糖のフルクトースが環状構造をとると五員環（フラン）となる（図3.7）。

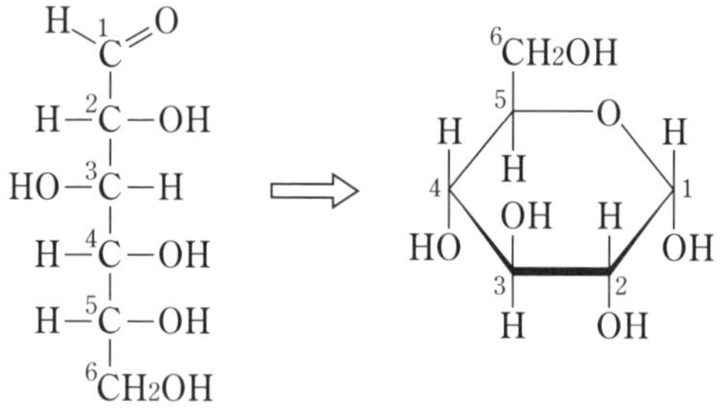

D-グルコース　　　　　　　　　α-D-グルコース
（アルドース）

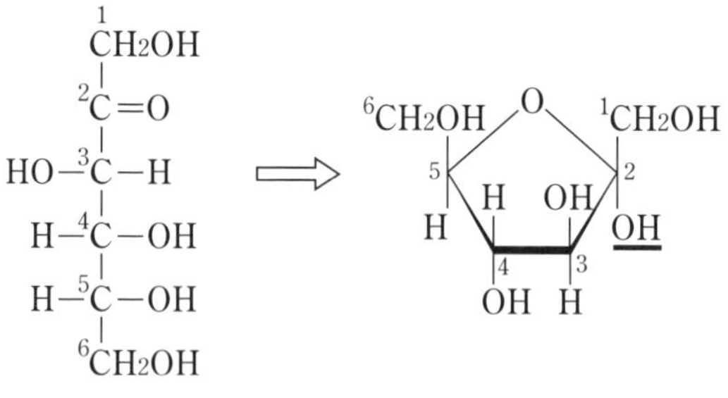

D-フルクトース　　　　　　　　α-D-フルクトース
（ケトース）

図 3.7　アルドースとケトースの環状構造

3.2.4 エピマー

D-グルコースでは 2，3，4，5 位の不斉炭素に結合している OH 基と H の位置が入れ替わった異性体があり，**エピマー**と呼ばれる。D-グルコースには 2-エピマーの D-**マンノース**，4-エピマーの D-**ガラクトース**がある（図 3.8）。

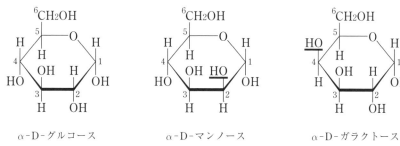

α-D-グルコース　　　　　α-D-マンノース　　　　　α-D-ガラクトース

図 3.8 D-グルコースとエピマー

3.2.5 グルコースを中心とした異性体

これまでの α-D-グルコースを中心とした異性体を図 3.9 にまとめた。

ケトースである構造異性体のフルクトース（環状構造では五員環（フラン）），立体異性体のうちの光学異性体である D 体，L 体，環状構造により 1 位炭素の不斉炭素によるアノマー異性体，2 位，4 位の不斉炭素によるエピマーであるマンノースとガラクトースがある。

ケトースであるフルクトースと 4-エピマーであるガラクトースはグルコースとともに単糖類の代表的糖質であり，二糖類を構成する成分である。

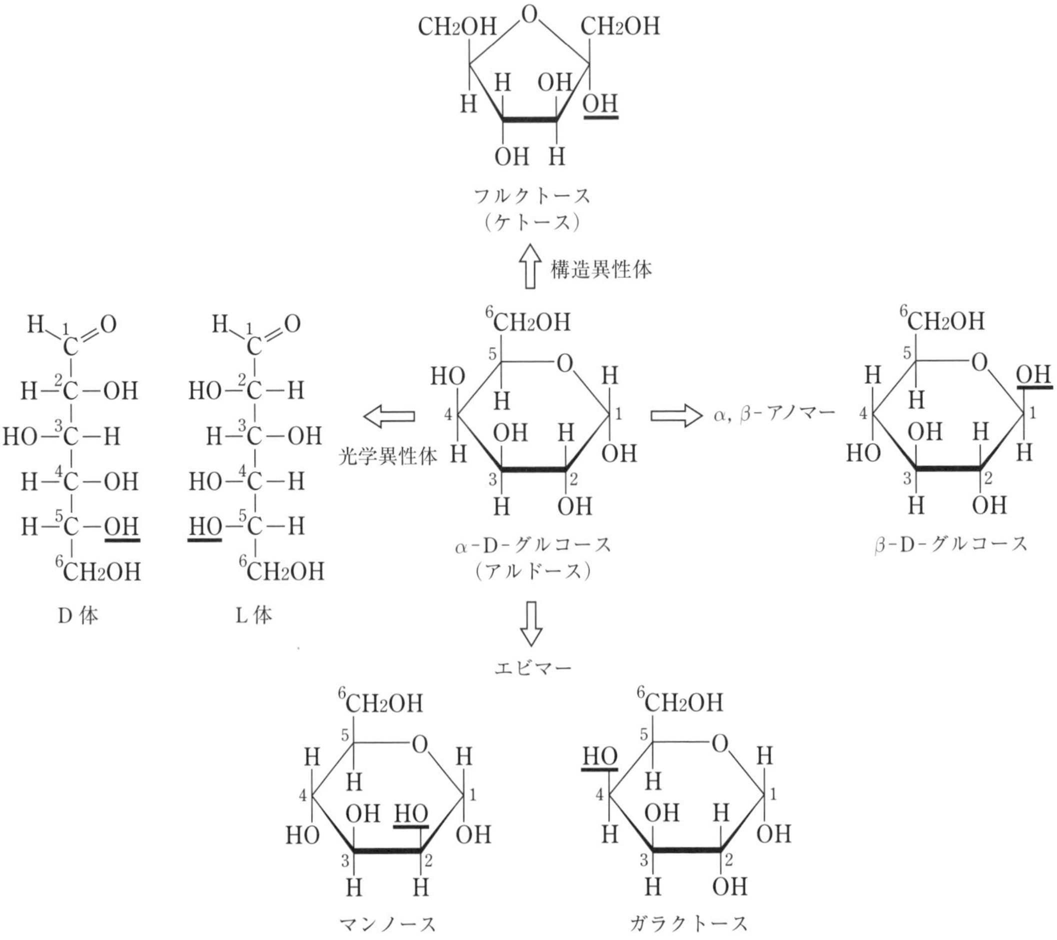

CH2OH   O   CH2OH

H   OH

OH

OH   H

フルクトース
（ケトース）

⬆ 構造異性体

H ¹C O   H ¹C O
H ²C OH   HO ²C H
HO ³C H   H ³C OH
H ⁴C OH   HO ⁴C H
H ⁵C OH   HO ⁵C H
  ⁶CH2OH   ⁶CH2OH

D 体   L 体

⁶CH2OH
HO ⁵   O   H
    H   1
 4 OH   H
H   3   2 OH
    H   OH

α-D-グルコース
（アルドース）

⬅ 光学異性体

⟹ α, β-アノマー

⁶CH2OH
H ⁵   O   OH
              1
 4   H
HO 3   2
    H   OH   H

β-D-グルコース

⬇ エビマー

⁶CH2OH
H ⁵   O   H
              1
 4 H   OH
   OH HO
HO 3   2 OH
    H   H

マンノース

⁶CH2OH
HO ⁵   O   H
              1
 4 H   OH
   OH   H
H   3   2 OH
    H   OH

ガラクトース

図 3.9　α-D-グルコースの異性体

✚ 3.2.6　グルコースの誘導体

単糖はアルデヒド基，ケトン基やアルコール性水酸基などが化学的修飾を受け，その誘導体を作る。

（1）ウロン酸

糖の 6 位の -CH2OH（ヒドロキシメチル基）が酸化されて -COOH（カルボキシル基）になったものをウロン酸といい，D-グルコースのウロン酸は**グルクロン酸**である（図 3.10）。

グルクロン酸はカルボキシル基を有するために親水性が高く，生体内では薬物や毒物などに結合し（グルクロン酸抱合），その水溶性を高め腎臓から尿中に排泄する。

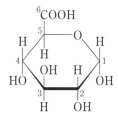

図 3.10　グルクロン酸

(2) 糖アルコール

　単糖を還元するとアルデヒド基とケトン基はアルコールになり，これを**糖アルコール**という。六炭糖（C6）からなるソルビトール（グリシトール）や五炭糖（C5）からなるリビトール（ビタミン B_2，補酵素 FAD の構成成分，図 3.11）などがある。

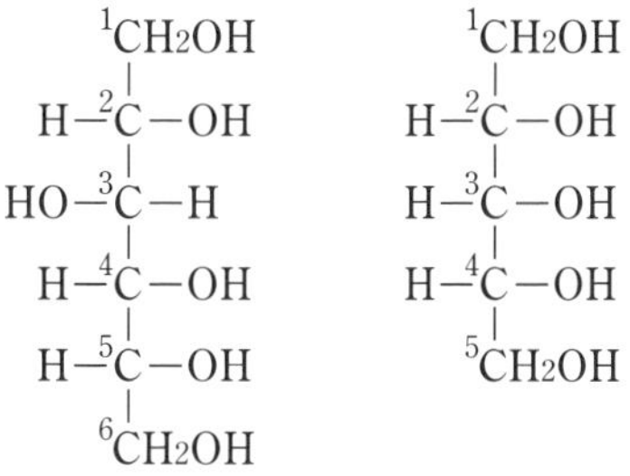

$$
\begin{array}{ccc}
& {}^{1}CH_2OH & \\
H-{}^{2}C-OH & \\
HO-{}^{3}C-H & \\
H-{}^{4}C-OH & \\
H-{}^{5}C-OH & \\
& {}^{6}CH_2OH &
\end{array}
\qquad
\begin{array}{ccc}
& {}^{1}CH_2OH & \\
H-{}^{2}C-OH & \\
H-{}^{3}C-OH & \\
H-{}^{4}C-OH & \\
& {}^{5}CH_2OH &
\end{array}
$$

図 3.11　ソルビトール（左）とリビトール（右）

(3) アミノ糖

　糖のヒドロキシ基がアミノ基（–NH₂）に置換されたものを**アミノ糖**という。グルコースのアミノ糖がグルコサミン，ガラクトースのアミノ糖がガラクトサミンである（図 3.12）。

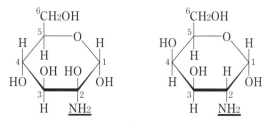

図 3.12　グルコサミン（左）とガラクトサミン（右）

3.3

二糖類（オリゴ糖類）

2～10個程度の単糖がグリコシド結合で結合したものを**オリゴ糖類**（**少糖類**）といい，2個のものを二糖類という。

(1) マルトースとイソマルトース

α-D-グルコースと α-D-グルコースが ^{1}C と ^{4}C でグリコシド結合したものを**マルトース（麦芽糖）**といい，^{1}C と ^{6}C でグリコシド結合したものを**イソマルトース**という（図3.13）。イソマルトースはデンプンやグリコーゲンの分枝から生じる。デンプンやグリコーゲンは消化酵素であるアミラーゼによりマルトースに分解され，マルトースはマルターゼにより2分子のグルコースに分解される。

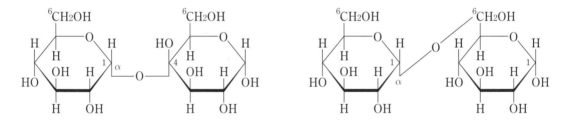

マルトース（α1, 4 結合）　　　　　　　イソマルトース（α1, 6 結合）

図3.13　マルトースとイソマルトース

(2) ラクトース

α-D-グルコースの ^{4}C 位の-OH 基が入れ替わったエピマーであるガラクトース（左）と α-D-グルコース（右）が ^{1}C と ^{4}C でグリコシド結合したものを**ラクトース（乳糖）**という（図3.14）。ラクトースはラクターゼという酵素により，1分子のガラクトースと1分子のグルコースに分解される。

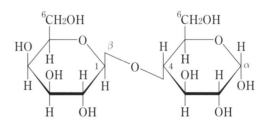

ラクトース（β1, 4 結合）

図3.14　ラクトース

(3) スクロース

　ケトン基（C = O）をもつフルクトースと α-D-グルコースが ¹C と ²C でグリコシド結合したものを**スクロース（ショ糖）**という（図 3.15）。スクロースはスクラーゼ（インベルターゼ）という酵素により，1 分子のフルクトース（L-β-フルクトース）と 1 分子のグルコースに分解する。

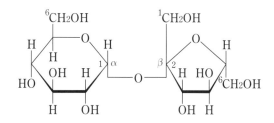

スクロース（α1, β2 結合）

図 3.15　スクロース

(4) セロビオース

　β-D-グルコースと α-D-グルコースが ¹C と ⁴C でグリコシド結合したものを**セロビオース**という（図 3.16）。ヒトの消化酵素であるマルターゼでは分解できない。

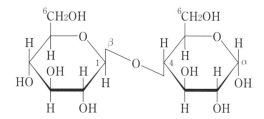

セロビオース（β1, 4 結合）

図 3.16　セロビオース

表 3.1　二糖類のまとめ

二糖類	単糖類の種類
マルトース（麦芽糖）	グルコース＋グルコース（α1,4 結合）
ラクトース（乳糖）	グルコース＋ガラクトース
スクロース（ショ糖）	グルコース＋フルクトース
セロビオース	グルコース＋グルコース（β1,4 結合）

3.4

多糖類

単糖類が約 10 個以上グリコシド結合したものが多糖類である。1 種類の単糖からなるホモ多糖と 2 種類以上の単糖からなるヘテロ多糖に分類される。ホモ多糖には**デンプン**，**グリコーゲン**，**セルロース**などがあり，ヘテロ多糖にはグルコマンナンからなる**コンニャクマンナン**や**グリコサミノグリカン**などがある。

3.4.1 ホモ多糖

(1) デンプン

グルコースが直鎖状に α1,4 結合したものが**アミロース**と呼ばれ，分子量が数十万に及ぶ。このアミロースの直鎖に α1,6 結合で分枝したものが**アミロペクチン**である（図 3.17）。分子量は数十万から数百万にも及ぶ。デンプンはアミロースとアミロペクチンの混合物である。

ごはんのうるち米とお餅のもち米は見た目も違い，うるち米は半透明でもち米は白く不透明であり粘りも違い，うるち米はアミロースとアミロペクチンがおよそ 2：8 の割合なのに対し，もち米はアミロペクチンのみでアミロースを含んでおらず，このアミロペクチンがお餅の粘りになっている。

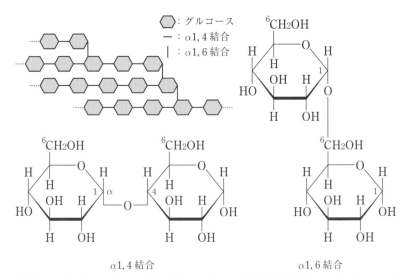

図 3.17 デンプンのイメージ図（アミロース（α1,4 結合）とアミロペクチン（α1,6 結合）の混合）

（2）グリコーゲン

グリコーゲンはデンプンと同じグルコースからなるアミロースとアミロペクチンから構成されるが，分枝するアミロペクチンの割合がデンプンに比べて多い。貯蔵多糖で肝臓や筋肉に多い。エネルギー源であるグルコースが減ってくるとグリコーゲンが分解されグルコースを増やす。

スポーツ界において，グリコーゲン枯渇による運動エネルギー生成不足に陥るのを延ばす目的でグリコーゲンの貯蔵量を増やすことが行われ，グルコーゲン・ローディングと呼ばれている。

（3）セルロース

セルロースは高分子化合物の一種で，β-D-グルコースとα-D-グルコースがβ1,4結合したセロビオースが直鎖状につながったもので，高等植物の細胞壁を構成する。ヒトにはセルロースを分解する酵素（セルラーゼ）はない。

セルロースは水にも熱水にも溶けないが，化学処理を行うと再生繊維，レーヨンなどの衣料やナノファイバーなど，工業的にもさまざまな物質の原料となっている。

➕ 3.4.2 ヘテロ多糖
（1）マンナン

α-D-グルコースの^{2}C位の-OH基が入れ替わったエピマーであるα-D-マンノースとα-D-グルコースとが結合した二糖類を**マンナン**という。グルコースとマンノースがおよそ2：3の割合でほとんど直鎖状にβ-1,4-グリコシド結合したものがグルコマンナンであり（一部にβ1,3やβ1,6結合），コンニャクの主成分となる。このグルコマンナンをグルコースとマンノースに分解する酵素はヒトにはないため，小腸での吸収がない。したがって，コンニャクを食べてもカロリーはほぼゼロである。ただ，カロリー生成はないとしても腸内細菌（ビフィズス菌など）は利用しており，整腸作用が期待される。

（2）グリコサミノグリカン

1本のタンパク質に1〜数十本の糖鎖が共有結合している高分子物質をプロテオグリカンといい，この糖鎖を**グリコサミノグリカン**（以前はムコ多糖類）という。このグリコサミノグリカンはアミノ糖であるN-アセチルグルコサミンとウロン酸であるグルクロン酸の二糖が繰り返し長鎖状に連なった高分子多糖である。

1）ヒアルロン酸

皮膚，関節液，眼球などに多く存在し，皮膚では保水する能力によって乾燥を防ぎ，皮膚のみずみずしさはヒアルロン酸の含量が大きく関与

している。特に幼児に多く含まれ年齢とともに減少していく。また，関節では水分保持により粘性を示し，関節の摩耗を少なくする役割を果たしている。

2) コンドロイチン硫酸

軟骨や結合組織などの構成成分でタンパク質と複合体を構成している。主に水分の保持により組織に潤いを与える。コンドロイチン硫酸Aは硝子様軟骨に，コンドロイチン硫酸Bは皮膚，腱に，コンドロイチン硫酸Cは腱や軟骨に分布している。

3) ヘパリン

ヘパリンは肝臓，肺，小腸，筋肉や肥満細胞など体内で広く存在し，グリコサミノグリカンであるヘパラン硫酸の一種であり，グルクロン酸あるいはL-イズロン酸とD-グルコサミンが重合した多糖類である。

血中では血液抗凝固因子であるアンチトロンビンと結合し，抗凝固作用を発揮する。

◆参　考◆

セルロースとセルラーゼ

植物繊維の主成分はセルロースである。セルラーゼはセルロースのグリコシド結合（β1,4結合）を加水分解する酵素で，ヒトにはなく，ウシ，ヒツジ，ウマなどの草食動物の消化管に生息する微生物から産生される。草食動物が植物を食べて生命活動が維持できるのは，セルラーゼによりセルロースからグルコースを取り出せるからである。

セルロースは植物の光合成により作られる。つまり，植物は空気中の二酸化炭素を取り入れてセルロースを作り，やがて枯れて土壌に落ちると微生物により分解されて二酸化炭素に戻る。その二酸化炭素を再び植物が取り入れる。このように排出される二酸化炭素の量と吸収される二酸化炭素の量は同じで，大気中への二酸化炭素の総量に影響を与えない。これが**カーボンニュートラル**という考え方で，現在，地球温暖化の防止，温室効果ガス削減や再生可能エネルギーの導入など，地球環境問題として注目されている。

1. フィッシャーの式でD-グルコースを書き，ハースの式でα-D-グルコースへ変換しなさい。

2. 図 3.9 にある α-D-グルコースの異性体を，構造式も入れて描きなさい。

3. マルトース，ラクトース，スクロースを構成するそれぞれの単糖類を記しなさい。

確認問題

1. 糖質とは,（　①　）基または（　②　）基と（　③　）個以上の（　④　）基をもつ，炭素数 3 個以上の化合物である。最小炭素数 3 の糖は（　⑤　）と（　⑥　）である。

2. 4 つの異なる原子または原子団が結合している炭素を（　①　）という。このような炭素が存在すると（　②　）が生じる。

3. 六炭糖で，アルドースにはグルコースがあり，ケトースには（　①　）がある。また，グルコースの 2 エピマーは（　②　）で，4 エピマーは（　③　）である。

4. 単糖類と単糖類の結合物を（　①　）という。六炭糖であるグルコースとグルコースの脱水結合を（　②　）結合といい，α1,4 結合したものが（　③　）で，β1,4 結合したものが（　④　）である。また，グルコースとフルクトースとの結合物を（　⑤　），グルコースとガラクトースの結合物を（　⑥　）という。

5. 単糖類のグルコースが直鎖状に α1,4 結合したものが（　①　）と呼ばれ，分子量が数十万に及ぶ。また，グルコースが α1,6 結合で分枝したものが（　②　）であり，この（　①　）と（　②　）の大きな化合物を（　③　）という。一方,（　①　）と（　②　）の大きな化合物で（　②　）の割合が多いものを（　④　）と呼び，筋肉や（　⑤　）に多くある。

第**4**章

．．．．．．．．．．．．．．．．．．．．

糖質と代謝

　生物は食物として摂取した物質をエネルギーに変えて生命を維持している。食物の栄養素から得たエネルギーを用いて生命維持に必要な物質を作り，不要となった物質を排泄できる形に変化させる。この一連の反応を代謝という。生体が栄養素を代謝しエネルギーを得るなかで最もエネルギー生成が多いのはグルコース代謝である。グルコースが代謝されるとエネルギーとして ATP が産生され，水と二酸化炭素を生成する。

学習目的

　細胞内でのグルコースが代謝されてエネルギーとして ATP が生成されるまでの過程を学ぶ。グルコースは細胞質で解糖系，ミトコンドリアでクエン酸回路による代謝を受け，さらにクエン酸回路で生成した NADH，$FADH_2$ は電子伝達系に運ばれて ATP が生成される過程について理解する。グルコース代謝では酸素がある場合とない場合で代謝系が変わることを学ぶ。

学習内容
1．解糖系

　グルコース代謝，グリセルアルデヒド，ジヒドロキシアセトン，ピルビン酸，乳酸，細胞質

2．クエン酸回路

　ピルビン酸，アセチル CoA，クエン酸，NADH，$FADH_2$，GTP，ミトコンドリア

3．電子伝達系

　NADH，$FADH_2$，複合体I〜IV，ATP 生成

4．その他の代謝経路

　グリコーゲンの合成と分解，ペントースリン酸回路，ウロン酸回路，脂肪酸合成

5．血糖

　糖尿病，ヘモグロビン A_{1c}，終末糖化産物（AGE）

4.1

糖質の代謝の概要

　糖質は総エネルギーの 50 % 以上を占め，その摂取量は脂質やタンパク質に比べてはるかに多い。体内に取り込まれた糖質は消化管内で消化酵素により単糖類まで分解され，小腸から吸収されて門脈を経て肝臓に運ばれる。その後，単糖類のうちグルコースは血糖として全身に運ばれて各組織に供給される。

　糖代謝はいくつかの経路が組み合わさってエネルギーをはじめさまざまな物質を作り出している。糖代謝を中心とした主な物質代謝経路を示す（図 4.1）。全身の細胞に運ばれたグルコースはヘキソキナーゼ（肝臓ではグルコキナーゼと呼ぶ）によりリン酸化を受けて解糖系に入る。続く**クエン酸回路**で GTP，NADH，$FADH_2$ を産生し，**電子伝達系**からエネルギーとして **ATP** を生成する。解糖系の代謝中間体が過剰のときは，主に肝臓や筋肉で**グリコーゲン**として貯えられ，必要に応じてグリコーゲンが分解されてグルコースに転換される。また，グリコーゲン合成の途中に生成する UDP–グルコースは，肝臓での**解毒作用（グルクロン酸抱合）**を担うグルクロン酸を生成する。

　解糖系には側路として**ペントースリン酸回路**があり，核酸合成に必要な**リボース 5–リン酸**や脂肪酸合成に必要な **NADPH** を生成する。この脂肪酸合成の反応はクエン酸回路の代謝中間体であるクエン酸がミトコンドリアから細胞質に出てアセチル CoA を経て進むが，その際，NADPH を必要とする。一方，アセチル CoA からは**コレステロール**の合成も行われる。

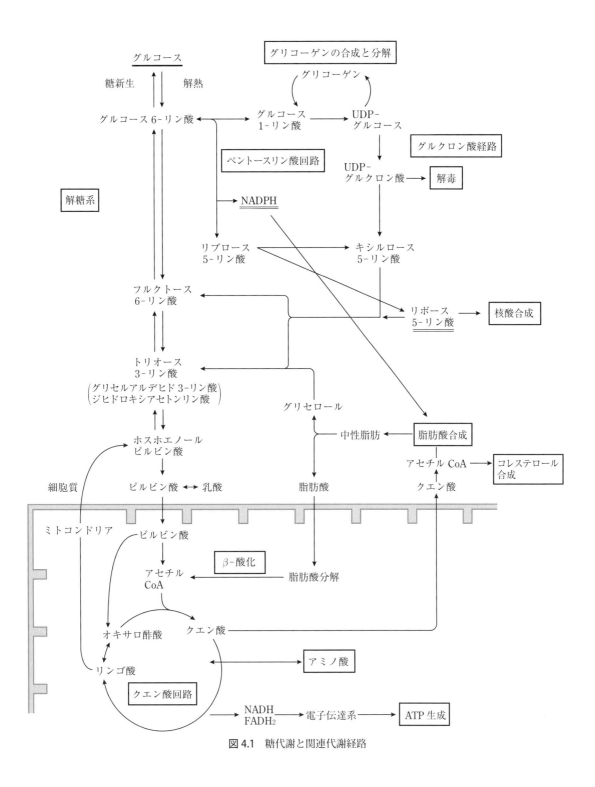

図 4.1　糖代謝と関連代謝経路

4.2

解糖系

■■■

✚ 4.2.1 代謝経路

解糖系は，六炭糖のグルコース（C6）を三炭糖のグリセルアルデヒド（C3）とジヒドロキシアセトン（C3）に分解し，それぞれ有機酸であるピルビン酸になるまでの過程でATPを生成する。このように解糖系では基質に直接高エネルギー結合が導入されてATPが生成されるので，**基質レベルのリン酸化**と呼ばれる。

グルコースはヘキソキナーゼ（肝臓ではグルコキナーゼ）によりATPでリン酸化を受けグルコース6-リン酸となる。グルコース6-リン酸はフルクトース6-リン酸になり，さらにホスホフルクトキナーゼによりフルクトース1,6-ビスリン酸となる。次いで，フルクトース1,6-ビスリン酸はアルドラーゼによりトリオース3-リン酸（グリセルアルデヒド3-リン酸とジヒドロキシアセトンリン酸）になる。生成したトリオース3-リン酸はデヒドロゲナーゼの作用を受けてNAD^+をNADHに還元し，また，ホスホグリセリン酸キナーゼ，ピルビン酸キナーゼの作用によりATPを生成してピルビン酸に至る（図4.2）。

グルコースがリン酸化を受けたグルコース6-リン酸は，解糖系以外のグリコーゲン生成，ペントースリン酸回路，糖新生の分岐点ともなる。

好気的条件下（酸素が十分にあるとき）では，解糖系の最終代謝産物はピルビン酸で，このピルビン酸はミトコンドリア内に入りクエン酸回路で代謝を受ける。一方，嫌気的条件下（酸素が十分にないとき，例えば激しい運動中の筋肉細胞内など）では，ピルビン酸は乳酸デヒドロゲナーゼにより乳酸となり，これが最終代謝産物となる。この際，NADHが1モル消費される。

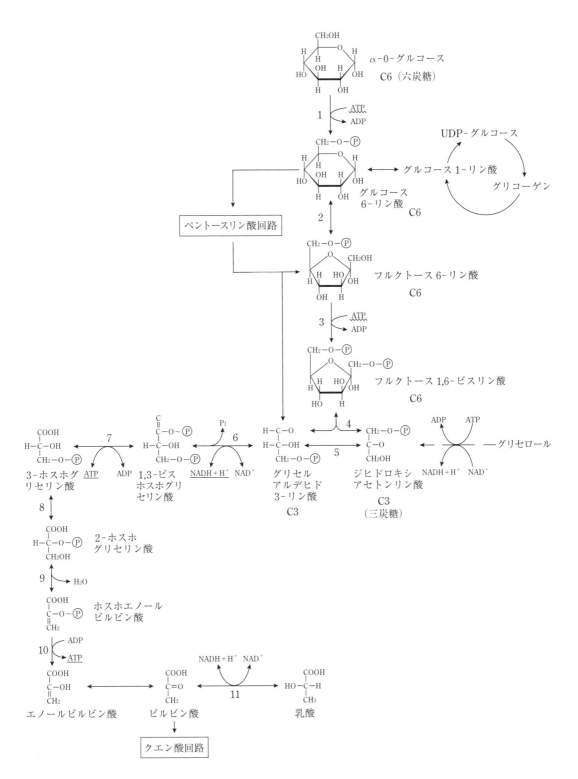

1. ヘキソキナーゼ(グルコキナーゼ(肝))　2. グルコースリン酸イソメラーゼ　3. ホスホフルクトキナーゼ
4. アルドラーゼ　5. トリオースリン酸イソメラーゼ　6. グリセルアルデヒド3-リン酸デヒドロゲナーゼ
7. ホスホグリセリン酸キナーゼ　8. ホスホグリセロムターゼ　9. エノラーゼ　10. ピルビン酸キナーゼ
11. 乳酸デヒドロゲナーゼ　Ⓟはリン酸，　～Ⓟは高エネルギーリン酸結合

図 4.2　解糖系

4.2.2 エネルギーの生成

解糖系では，1モルのグルコースから2モルのトリオース3-リン酸に分解されるまでに**2モルのATPが消費**されるが，その後，1モルのトリオース3-リン酸から2モルのATPが生成されるので，2モルのトリオース3-リン酸からは4モルのATPが生成する。

したがって，解糖系からはグルコース1モルが代謝されると**2モルのATPと2モルのNADHが生成**される。

$$1\text{モルのグルコース} \rightarrow -2\text{モル ATP} + 4\text{モル ATP} + 2\text{モル NADH} + H^+$$

解糖系では，トリオース3-リン酸は高エネルギーリン酸結合をもつ1,3ビスホスホグリセリン酸になる。ホスホグリセリン酸キナーゼ（図4.2内の7）は，この高エネルギーをADPに移して直接ATPを生成する。また，ホスホエノールピルビン酸もこの高エネルギーリン酸結合をもち，ピルビン酸キナーゼは高エネルギーをADPに移して直接ATPを生成する。1,3-ビスホスホグリセリン酸やホスホエノールピルビン酸は基質（代謝中間体）であるので，このATP生成を基質レベルのリン酸化という。

◆参　考◆

ATPとカロリー計算

ATP1モルはおおむね7.3 kcalとされている。アトウォーターの係数からグルコース1gを燃焼すると4 kcalとなる。1モルのグルコースが好気的条件下で代謝されると，$C_6H_{12}O_6 + 6O_2 \rightarrow 6CO_2 + 6H_2O + 32ATP$で示されることより，1gのグルコースでは$C_6H_{12}O_6$の分子量180 gから，32ATPは$32/180 \times 7.3$〔kcal〕$= 1.3$〔kcal〕となり，これはアトウォーターの係数4 kcalの約31%程度のエネルギー生成にほかならない。ATP合成に使用されなかったエネルギーは能動輸送（プロトンポンプ）や体熱として放散されている。

4.2.3　解糖系の調節

　生体の代謝系ではそれぞれの代謝を調節する酵素があり，これを調節酵素あるいは**律速酵素**という。解糖系の調節酵素はヘキソキナーゼ（肝臓ではグルコキナーゼ），ホスホフルクトキナーゼ，ピルビン酸キナーゼである。

　高血糖のように血液中に大量のグルコースがあっても，肝臓以外の細胞ではグルコースを無制限に利用することはできないが，肝臓のヘキソキナーゼであるグルコキナーゼはグルコースをグルコース6-リン酸に転換しグリコーゲンとして貯えることができる。

　ホスホフルクトキナーゼはATPやクエン酸，脂肪酸により阻害され，ADPにより活性化される。細胞内のATPレベルが上昇すると解糖系は抑制される。

　ピルビン酸キナーゼは解糖系の調節酵素であるが，直接ATPの生成に働く基質レベルのリン酸化に関与する。

4.3

クエン酸回路

　クエン酸回路はトリカルボン酸回路（TCA サイクル：Tricarboxylic acid cycle）やクレブス回路とも呼ばれ，ミトコンドリア内で行われる。糖質や脂質，アミノ酸の炭素部分を完全に酸化して二酸化炭素と水を生成する過程で引き出される水素（電子）を電子伝達系へ移し，エネルギーとして ATP を生成する。

4.3.1　代謝経路

　好気的条件では解糖系から生成されたピルビン酸がミトコンドリア内に入り，ピルビン酸デヒドロゲナーゼ複合体によりアセチル CoA に転換される。アセチル CoA はオキサロ酢酸と結合してクエン酸，シスアコニット酸を経てイソクエン酸となる。イソクエン酸は脱水素と脱炭酸により α-ケトグルタル酸（2-オキソグルタル酸）となり，さらに脱水素，脱炭酸に続き CoA との結合でスクシニル CoA を生成する。スクシニル CoA は GTP を産生して CoA を離しコハク酸となり，コハク酸は脱水素によりフマル酸，さらに加水によりリンゴ酸となり，最後に脱水素によりオキサロ酢酸に戻り，この回路を一巡する。

4.3.2 エネルギーの生成

ピルビン酸からアセチル CoA に至る過程で NAD^+ が NADH に還元される。続いて，イソクエン酸からオキサロコハク酸への過程で NAD^+ が NADH に，さらに α-ケトグルタル酸からスクシニル CoA の過程で NAD^+ が NADH に還元される。スクシニル CoA からコハク酸の過程では基質レベルのリン酸化反応により GTP が生成され，GTP はヌクレオシド二リン酸キナーゼにより ATP に転換されるので ATP を生成したのと同じ結果になる（GTP + ADP ⇔ GDP + ATP）。さらに，コハク酸からフマル酸への過程で FAD が $FADH_2$ に還元され，リンゴ酸からオキサロ酢酸の過程で NAD^+ が NADH に還元される。

この回路で生成した NADH や $FADH_2$ はミトコンドリア内膜の**電子伝達系**に運ばれて好気的条件下で酸化的リン酸化反応により 1 モルの NADH から 2.5 モルの ATP が，1 モルの $FADH_2$ から 1.5 モルの ATP が生成される。したがって，クエン酸回路（図 4.3）では 1 モルのピルビン酸から 4 モルの NADH と 1 モルの $FADH_2$ と 1 モルの GTP（ATP）が生成されるので，12.5 モルの ATP が生成されることになり，1 分子のグルコースが好気的条件下で代謝されると，クエン酸回路からは合計 25 モルの ATP が生成される。エネルギー生成からみると，解糖系よりクエン酸回路のほうがきわめて効率のよいエネルギー生成をする代謝系である。

グルコース 1 分子が好気的条件下で代謝されると，

解糖系からは，$-2ATP + 4ATP + 2NADH = 2ATP + 2NADH$

クエン酸回路からは，$(4NADH + FADH_2 + GTP(ATP)) \times 2$

より，

解糖系 ＋ クエン酸回路
$$= 2ATP + 2 \times 2.5ATP + (4 \times 2.5ATP + 1.5ATP + ATP) \times 2$$
$$= 7ATP + 12.5ATP \times 2 = \textbf{32ATP}$$

となる。

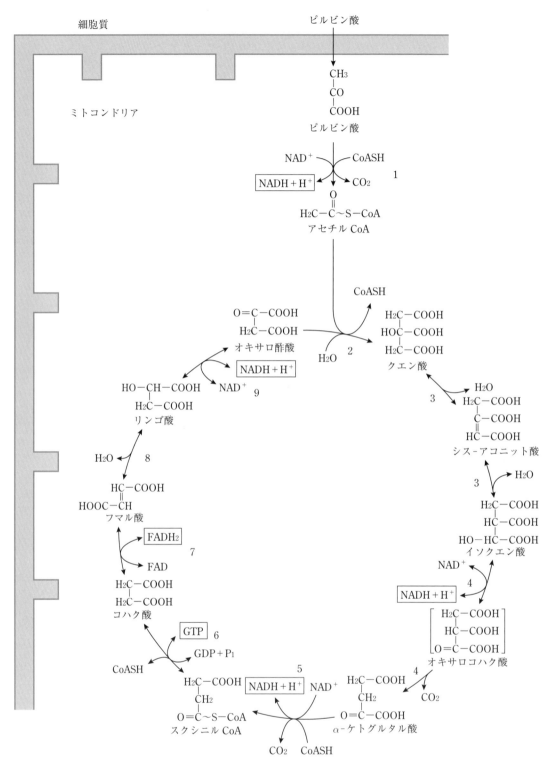

細胞質

ミトコンドリア

ピルビン酸

CH_3
|
CO
|
COOH
ピルビン酸

NAD^+ CoASH

$NADH + H^+$ CO_2 1

O
‖
$H_2C-C\sim S-CoA$
アセチル CoA

CoASH

O=C-COOH
|
$H_2C-COOH$
オキサロ酢酸

H_2O 2

$NADH + H^+$

$HO-CH-COOH$
|
$H_2C-COOH$
リンゴ酸

NAD^+ 9

H_2O 8

$HC-COOH$
‖
$HOOC-CH$
フマル酸

$FADH_2$

7

FAD

$H_2C-COOH$
|
$H_2C-COOH$
コハク酸

GTP 6

$GDP + P_1$

CoASH

$H_2C-COOH$
|
CH_2
|
$O=C\sim S-CoA$
スクシニル CoA

$NADH + H^+$ NAD^+

5

CO_2 CoASH

$H_2C-COOH$
|
CH_2
|
$O=C-COOH$
α-ケトグルタル酸

CO_2

4

$H_2C-COOH$
|
HOC-COOH
|
$H_2C-COOH$
クエン酸

H_2O

3

$H_2C-COOH$
|
C-COOH
‖
HC-COOH
シス-アコニット酸

H_2O

3

$H_2C-COOH$
|
HC-COOH
|
$HO-HC-COOH$
イソクエン酸

NAD^+

4

$NADH + H^+$

$\begin{bmatrix} H_2C-COOH \\ HC-COOH \\ O=C-COOH \end{bmatrix}$
オキサロコハク酸

1. ピルビン酸デヒドロゲナーゼ複合体　2. クエン酸シンターゼ　3. アコニターゼ
4. イソクエン酸デヒドロゲナーゼ　5. 2-オキソグルタル酸デヒドロゲナーゼ複合体
6. スクシニル CoA シンテターゼ　7. コハク酸デヒドロゲナーゼ　8. フマラーゼ
9. リンゴ酸デヒドロゲナーゼ

図 4.3　クエン酸回路

4.3.3　クエン酸回路の調節

　クエン酸回路（図 4.3）はピルビン酸デヒドロゲナーゼ複合体（**1**），クエン酸シンターゼ（**2**），イソクエン酸デヒドロゲナーゼ（**4**），および 2-オキソグルタル酸デヒドロゲナーゼ複合体（**5**）の各反応が不可逆的で，これらの酵素がこの回路の代謝調節を行っている。特に，ピルビン酸デヒドロゲナーゼ複合体（**1**）はミトコンドリア内の ATP レベルの上昇によって反応が阻害される。また，クエン酸シンターゼも高レベルの ATP により阻害を受け，イソクエン酸デヒドロゲナーゼは NADH の上昇により阻害され，ADP の上昇により活性化される。この回路は ATP の上昇すなわちエネルギーの充足により抑制され，ADP の上昇，エネルギーの不足によって促進されることになる。

◆**参　考**◆

ミトコンドリアの輸送系と ATP 計算

　細胞質の解糖系（ミトコンドリア外）で生じた NADH＋H$^+$ は，直接，ミトコンドリア内膜を通過できない。そのためミトコンドリア内に輸送する輸送系（NADH シャトル）が存在する。この輸送系にはリンゴ酸 - アスパラギン酸シャトル，グリセロリン酸シャトル，リンゴ酸 - クエン酸シャトルが存在し，肝臓，心臓や腎臓ではリンゴ酸 - アスパラギン酸シャトル，筋肉ではグリセロリン酸シャトルが働く。また，リンゴ酸-クエン酸シャトルは脂肪酸合成に際し，クエン酸輸送系としてミトコンドリア内のクエン酸を細胞質に輸送する。

　リンゴ酸 - アスパラギン酸シャトルでは，細胞質で生成した NADH はリンゴ酸を介して再びミトコンドリア内で NADH として生成し電子伝達系へと運ばれる。一方，グリセロリン酸シャトルはミトコンドリア内膜に結合した FAD/FDAH$_2$ 変換を介して移動するため，NADH は FADH$_2$ として電子伝達系に入る。したがって，1 モルのグルコースが肝臓などの細胞で代謝されると 32ATP となるが，筋肉細胞では解糖系で生成した 2 モルの NADH は FADH$_2$ として計算されるので 30ATP となる。

　なお，1 モルの NADH が電子伝達系に運ばれると生成される ATP は 3 モルとするのもあれば，2.5 モルもある。また，FADH$_2$ についても 2 モルとするものもあれば 1.5 モルもある。ここでは後者を採用している。

4.4

電子伝達系

解糖系やクエン酸回路で生成した $NADH + H^+$ と $FADH_2$ はミトコンドリアにある電子伝達系に運ばれる（図 4.4）。$NADH + H^+$ → NAD^+ から 2H が外れ，2H → $2H^+ + e^-$ の形で複合体 I，III，IV へと伝達され，酸素（1/2 O_2）と反応し水（H_2O）を生成する。$FADH_2$ も $FAD + 2H^+ + 2e^-$ となり，$2H^+ + 2e^-$ が CoQ（ユビキノンとも呼ばれる）に渡り，複合体 III，IV へと伝達され，酸素（1/2 O_2）と反応し水（H_2O）を生成する。電子伝達系の複合体 I，III，IV において ATP が生成され，この一連の反応に伴う ATP の生成を**酸化的リン酸化**と呼ぶ。

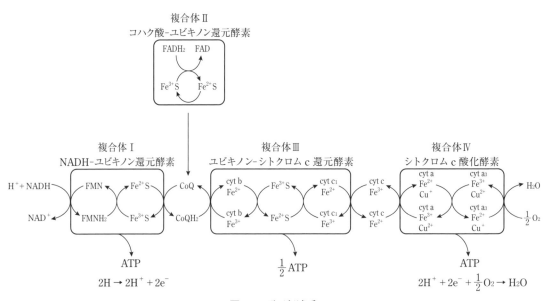

図 4.4　電子伝達系

1モルの NADH が電子伝達系を伝わって 1/2 O_2 を受け取り H_2O となるが，その際に 2.5 モルの ATP が生成される。また，1モルの $FADH_2$ も電子伝達系を伝わり 1/2 O_2 を受け H_2O となり，1.5 モルの ATP が生成される。

　1モルのグルコースが代謝されると，解糖系で2モルの NADH，2モルの ATP と1モルのピルビン酸が生成される。1モルのピルビン酸はクエン酸回路を経て4モルの NADH，1モルの $FADH_2$，1モルの GTP と3モルの CO_2 を生成し，NADH や $FADH_2$ は電子伝達系でそれぞれ 1/2 O_2 を受け取り H_2O になる。ピルビン酸は2モル生成されるので倍となる。したがって，1モルのグルコースが代謝されると，10 モルの NADH（解糖系から2モル＋クエン酸回路から8モル），2モルの $FADH_2$ が生成されるので，$10 \times 1/2\ O_2 + 2 \times 1/2\ O_2 = 6O_2$ を取り入れて，$10 \times H_2O + 2 \times H_2O = 12H_2O$ が生成される。

$$C_6H_{12}O_6 + 6O_2 + 6H_2O \quad \rightarrow \quad 6CO_2 + 12H_2O + 32ATP$$

◆参　考◆

ミトコンドリアの ATP 生成

　ミトコンドリアは外膜と内膜からなり，外膜と内膜の間の空間を膜間腔という。内膜はひだ状の構造で，内膜に囲まれた空間をマトリックスという（図 1.3 参照）。電子伝達系はミトコンドリア内膜に組み込まれた4つの複合体酵素（I～IV）と2つの可動性コンポーネント（ユビキノン（CoQ）とシトクロム c（cyt c）からなる（図 4.4）。

　1961 年，Peter Dennis Mitchell（イギリス）は，電子伝達系の ATP 生成において化学浸透圧説を提唱した。複合体 I，III，IV の部位で H^+ ポンプ活性によりミトコンドリア内膜のマトリックスから膜間腔に H^+ が輸送され，H^+ の濃度勾配と電荷の分離による電気化学的ポテンシャルが生じる。この状態から再び H^+ がマトリックスに戻る際に ATP 合成が行われる。P. D. Mitchell は，この ATP 合成の電気化学勾配メカニズムの発見により 1978 年ノーベル化学賞を受賞した。

　NADH は複合体 I，III，IV により，それぞれ $4H^+$，$2H^+$，$4H^+$ の計 $10H^+$ が膜間腔に輸送され，$FADH_2$ では複合体 III，IV により，$2H^+$，$4H^+$ の計 $6H^+$ が膜間腔に輸送される。1分子の ATP を生成するのに $4H^+$ の移動が必要であるため，複合体 I，III，IV でそれぞれ 1ATP，1/2ATP，1ATP となり，1分子の NADH は 2.5ATP，$FADH_2$ では 1.5ATP が生成する。

4.5

その他の代謝経路

4.5.1　グリコーゲンの合成と分解

　食事により得られた糖質はほとんど各組織で利用されるが，グルコースの余剰分はグリコーゲンとして肝臓や筋肉に蓄えられ，必要なときにこれらの分解によってエネルギーが供給される。

　グリコーゲンの合成は，グルコースが肝臓ではグルコキナーゼ，筋肉ではヘキソキナーゼによりリン酸化を受けグルコース 6-リン酸となり，続いてグルコース 1-リン酸に，その後，ウリジン二リン酸（UDP）グルコースピロホスホリラーゼとウリジン三リン酸（UTP）と反応してUDP-グルコースを生じ，グリコーゲンシンターゼによりグリコーゲンを合成する（図 4.5）。なお，肝臓のグルコキナーゼはほかのヘキソキナーゼに比べ高い基質濃度で反応が起こるので，血糖が高くなるとグルコースを大量に取り込みグリコーゲンとして蓄える。

　グリコーゲンの分解（図 4.5）は，グリコーゲンホスホリラーゼによりグルコース 1-リン酸となり，ホスホグルコムターゼによりグルコース 6-リン酸になる。肝臓ではグルコース 6-ホスファターゼが存在するためグルコース 6-リン酸からグルコースが生成され血糖調節に利用される。しかし，筋肉にはグルコース 6-ホスファターゼが存在しないので，グルコースに転化できないため解糖系に入る。

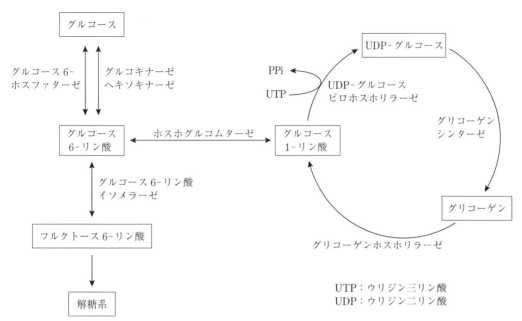

図 4.5　グリコーゲンの合成と分解

4.5.2　ペントースリン酸回路

　ペントースリン酸回路は解糖系の側路で，ATP 生成はないが脂肪酸合成に必要なニコチンアミドアデニンジヌクレオチドリン酸（NADPH）や核酸合成に必要なリボース 5-リン酸の生成が主な働きとなる。肝臓，脂肪組織，副腎皮質や赤血球などで活性が高い。また，キシルロース 5-リン酸を介してグルクロン酸経路（ウロン酸経路）にも連なっている（図 4.1 参照）。

4.5.3　ウロン酸回路（グルクロン酸生成）

　グルコース代謝経路の 1 つだが ATP は生成しない。グルコース 6-リン酸からグルコース 1-リン酸，続いて UDP-グルコースまでの経路はグリコーゲン合成と同じである。UDP-グルコースデヒドロゲナーゼにより UDP-グルクロン酸となる。この UDP-グルクロン酸は生体の代謝物や薬物などを抱合して水溶性を高め，尿や胆汁中に排泄させる重要な役割をもつ（肝臓の解毒作用）。

4.5.4　脂肪酸合成

　クエン酸回路内でクエン酸の量が増加すると，クエン酸はミトコンドリアの外へ放出されて解糖系のホスホフルクトキナーゼを阻害して解糖系の流れを抑制し，脂肪酸合成に関与するアセチル CoA カルボキシラーゼを活性化させて脂肪酸の合成に利用される（図 4.6）。

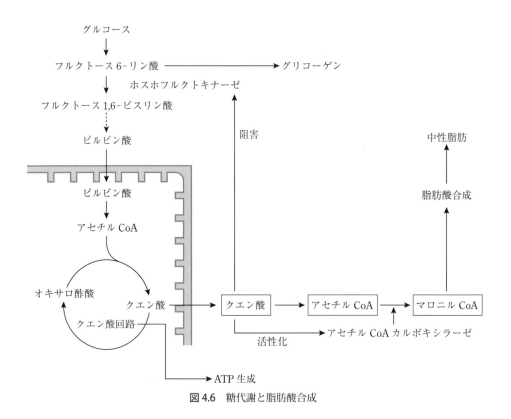

図 4.6　糖代謝と脂肪酸合成

➕ 4.5.5　糖新生

　解糖系で生成されるピルビン酸や乳酸，また，クエン酸回路の中間体や糖原性アミノ酸，グリセロールなどの糖質以外の物質からグルコースが新しく生成されることを**糖新生**という。主に肝臓と腎臓でこの代謝が行われるが，これは空腹時や絶食時など，食事やグリコーゲンからグルコースが得られないときにでも血糖を維持するために重要な経路となる。血糖値が低下するとグルコースの脳への供給が不足し，脳やミトコンドリアをもたない細胞（赤血球など）はグルコースを唯一のエネルギー源とするので，血糖値の低下は生体にとって致命的な影響を受けることになる。この経路は解糖系やクエン酸回路を単に逆行するのではなく，解糖系のグルコキナーゼ（ヘキソキナーゼ），ホスホフルクトキナーゼとピルビン酸キナーゼは非可逆的な経路であるため，迂回路をとる（図 4.7）。

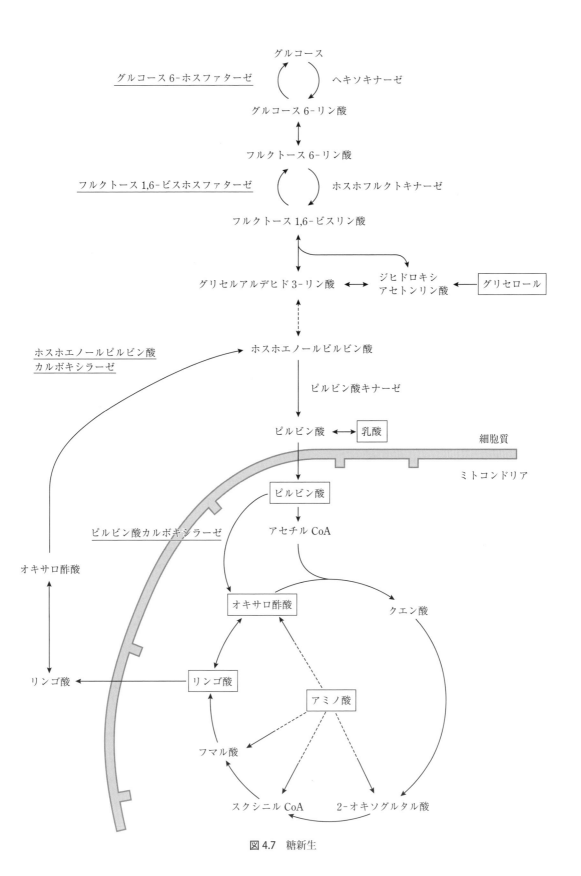

図 4.7　糖新生

筋肉細胞ではグルコースが嫌気的条件下で代謝されると乳酸が生成される。細胞内に蓄積した乳酸は血液中に放出され，体循環により肝臓に運ばれ糖新生によりグルコースが生成される。これを**コリ回路**（Cori cycle）という。また，解糖系から生成したピルビン酸はアラニントランスアミナーゼによりグルタミン酸からアミノ基を転移されてアラニンとなる。アラニンは肝臓のα-ケトグルタル酸とアラニントランスアミナーゼによりピルビン酸とグルタミン酸に変換され，ピルビン酸は糖新生によりグルコースに変換される（**グルコース・アラニン回路**）（図4.8）。

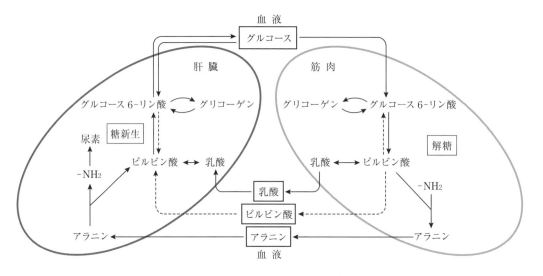

図4.8　コリ回路とグルコース・アラニン回路による糖新生

4.5.6　グルコース以外の単糖類（フルクトース，ガラクトース）の代謝

　フルクトースは果糖とも呼ばれ果物やハチミツに多く含まれる。スクロース（ショ糖）の構成成分でもあり，日常的に摂取することが多い。

　フルクトースは肝臓に運ばれフルクトキナーゼによりフルクトース1-リン酸となり，アルドラーゼによりジヒドロキシアセトンリン酸とグリセルアルデヒド3-リン酸に分割されて解糖系に入り代謝される。

　ガラクトースはラクトース（乳糖）として摂取され，腸管内で加水分解されて生じる。ガラクトースは肝臓でガラクトキナーゼによりガラクトース1-リン酸となり，UDP-グルコースと反応してUDP-ガラクトースとグルコース1-リン酸となる。UDP-ガラクトースはUDP-ガラクトース4-エピメラーゼによりUDP-グルコースとなり代謝される（図4.9）。

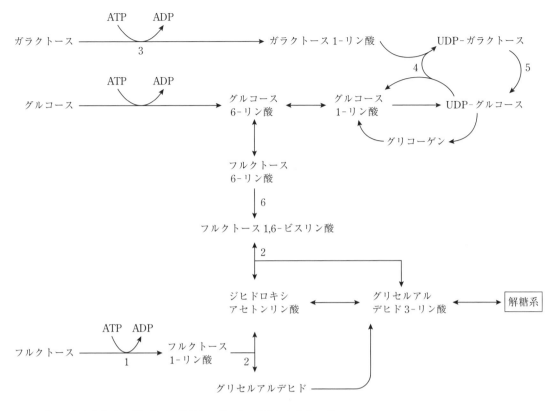

1. フルクキトナーゼ 2. アラドラーゼ 3. ガラクトキナーゼ
4. ガラクトース 1-リン酸ウリジントランスフェラーゼ
5. UDP-ガラクトース 4-エピメラーゼ 6. ホスホフルクトキナーゼ

図 4.9　単糖類の代謝

4.6
血糖

健常者の血糖値はおよそ 60～110 mg/dL に保たれている。これはホルモンにより糖新生やグリコーゲンの分解，合成が行われ調整されている。血糖上昇に関与するホルモンはグルカゴン，アドレナリン，コルチゾールがあり，血糖下降に関与するホルモンはインスリンのみである。

4.6.1 糖尿病

血液中のグルコースは腎臓の糸球体でろ過されるが，尿細管で再吸収を受け尿中には検出されない。しかし，血糖値が 180 mg/dL を超えてくると尿細管では再吸収しきれなくなり，尿中にグルコースが検出される。このような状態が続くと糖尿病になる。高血糖の要因は，膵臓のランゲルハンス島 β 細胞からのインスリン分泌不足か，インスリンが十分に作用しない抵抗性かである。このように体内でインスリンの量的不足や作用障害が生じると細胞へのグルコースの取り込みが少なくなり，エネルギーとなる ATP 生成不足を招き，疲れやすくなる。糖尿病には 1 型糖尿病と 2 型糖尿病があり，1 型糖尿病は前者の膵臓 β 細胞におけるインスリンの枯渇による分泌不足が原因となる。一方，2 型糖尿病は，後者の過食，肥満などによりインスリン分泌量が減少し，また，筋肉，脂肪組織へのグルコースの取り込み能の低下による（インスリン抵抗性が増大）。

糖尿病を診断する検査項目とその基準として，血糖値が糖尿病型（空腹時血糖 126 mg/dL 以上，随時血糖 200 mg/dL 以上）かつ，ヘモグロビン A1c が 6.5 % 以上，であれば 1 回の採血で糖尿病の診断となり，それ以外の場合は高血糖症状や過去の糖尿病の診断，別の日に行った検査などで診断をする（糖尿病診療ガイドライン 2019）。

高血糖による自覚症状としては，口渇，多飲，多尿，急性の高血糖では昏睡や意識障害などがみられる。また，慢性的な併発症として糖尿病性網膜症，糖尿病性腎症，糖尿病性神経障害などの糖尿病性微小血管症や，脳卒中，虚血性心疾患などの糖尿病性大血管症，細菌感染への抵抗力低下，認知機能障害など，さまざまな併発症が知られている。

4.6.2 ヘモグロビン A1c

ヘモグロビン（Hb）は α サブユニットと β サブユニットからなる四量体構造で，各サブユニットはポリペプチドのグロビンと補欠分子族のヘムが結合したもので，α サブユニットは 141 個のアミノ酸からなり，β サブユニットは 146 個のアミノ酸からなる。ヘムは 2 価の鉄原子を中央に配位したポルフィリン誘導体で，このヘムの鉄原子に酸素が結合し血液中を巡って各組織に酸素を運搬する。酸素と結合した Hb はオキシ Hb と呼ばれ鮮赤色を呈する。

一方，Hb はグルコースとも結合する。HbA1c は Hb の β 鎖の N 末端にグルコースが結合した糖化 Hb で，非酵素的な結合で安定しており，糖化 HbA1 分画のなかでも大きな割合を占めるため，糖化 Hb の指標として用いられる。HbA1c の Hb に対する割合は血糖値に依存し，糖尿病治療における血糖コントロールの指標として用いられる。赤血球の寿命は約 120 日であるため，HbA1c の値は 1～2 ケ月間の平均的な血糖値を反映することになる。正常値は 5.5％以下で，5.6～6.4％は境界型糖尿病，6.5％以上は糖尿病とされる。

4.6.3 終末糖化産物（AGE）

高血糖が持続するとグルコースのアルデヒド基（–CHO）とタンパク質のアミノ基（$-NH_2$）がシッフ塩基で結合し，さらにタンパク質と強く結合すると，グルコースと結合したタンパク質は変性してその機能を低下し，糖化したタンパク質は分解し終末糖化産物（AGE：Advanced glycation end products）を生成する。この一連の反応は糖化反応あるいはメイラード反応と呼ばれ，アマドリ化合物が生成するまでは可逆的反応だが，それ以後に酸化，脱水，縮合などの反応を経て AGE 生成に至ると非可逆的反応となる。

このように体内に AGE が蓄積すると，微小血管障害の糖尿病性網膜症，また，糖尿病性腎症，末梢神経障害，さらには脳梗塞や心筋梗塞などのさまざまな合併症を引き起こす。

課題

1. 図 4.1 の糖代謝を中心とした代謝経路を写し，グルコース代謝から生成される物質をまとめなさい。

2. 図 4.2 の解糖系を写しなさい。また，1 モルのグルコースから何モルの ATP が生成されるか。

3. 図 4.3 のクエン酸回路を写しなさい。また，1 モルのグルコースから何モルの ATP が生成されるか。

4. ペントースリン酸回路の役割についてまとめなさい。

確認問題

1. 解糖系は細胞の（ ① ）で行われる。この代謝は 1 モルのグルコースが（ ② ）モルの（ ③ ）にまで分解され，さらに好気的条件下で（ ④ ）内に入りクエン酸回路へ，嫌気的条件下では（ ⑤ ）に代謝される。

2. クエン酸回路では解糖系で生成した 1 モルの（ ① ）から，4 モルの（ ② ）と 1 モルの（ ③ ）と 1 モルの GTP が生じる。この GTP は ATP と同じで高エネルギーリン酸化結合をしており，この GTP の生成を（ ④ ）レベルのリン酸化という。

3. グルコースはエネルギー生成に利用されるが，余剰のグルコースは（ ① ）という物質として，主に（ ② ）や（ ③ ）に貯蔵される。一方，血糖が下がると，この（ ① ）が分解されグルコースに変換される。

4. 糖以外の物質からグルコースが生成されることを（ ① ）という。たとえば，解糖系からピルビン酸が生成されるが，嫌気条件では（ ② ）が生成し，血液中に放出されて（ ③ ）に運ばれてピルビン酸へと変化し，グルコースに変換されていく。これを（ ④ ）回路という。

第5章
ビタミンと補酵素，酵素

　　ビタミンは微量ではあるが生命維持には欠かせない物質で，身体の中では糖質，脂質，タンパク質などの栄養簿が代謝を受け変化していくが，その役割を担うのが酵素であり，酵素の働きを助けるのが補酵素である。多くのビタミンは補酵素の構成成分となる。このようにビタミンは微量ではあるが生理機能を維持するのに不可欠な物質である。ビタミンは体内で合成されないものが多く，食物から摂取する必要がある。

学習目的
　酵素の働きを助ける補酵素とビタミンの関係を知り，代謝における補酵素の役割を学ぶ。また，ビタミンでは水溶性ビタミンと脂溶性ビタミンの分類について知る。

学習内容
1. 水溶性ビタミンと補酵素

　ビタミン B_1，B_2，B_6，B_{12}，ナイアシン，パントテン酸，ビタミンC，ビオチン，葉酸

2. 脂溶性ビタミン

　ビタミン A，D，E，K

3. 酵素

　酵素の分類，酵素反応の特徴と活性調整，酵素反応速度

5.1

水溶性ビタミンと補酵素

➕ 5.1.1　ビタミン B₁（チアミン）

　ビタミン B₁ はエネルギー産生，特に糖質の代謝に関しての重要な補酵素で，体内に取り込まれたのち，リン酸化され**チアミン二リン酸（TDP）**として糖質代謝の補酵素として機能する（図5.1）。TDP は酸化的脱炭酸反応を触媒する酵素複合体を調節する補酵素として働き，ピルビン酸デヒドロゲナーゼ，2-オキソグルタル酸デヒドロゲナーゼ，ペントースリン酸回路のトランスケトラーゼがある。

　チアミンが欠乏すると，末梢神経系では多発性神経炎である脚気，中枢神経系ではウエルニッケ脳症，ピルビン酸デヒドロゲナーゼ活性低下に伴いピルビン酸，乳酸蓄積による乳酸アシドーシスなどがある。

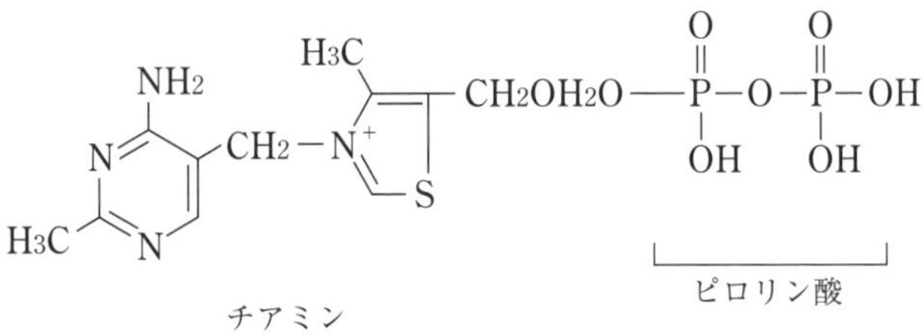

チアミン

図5.1　チアミン二リン酸（TDP）

◆参　考◆

　ピロリン酸とはリン酸2つを高温で脱水縮合することで生成する二リン酸である（参考図5.1）。pyro-は火，熱，高温を意味する接頭語である。ヌクレオチド三リン酸（たとえば，アデノシン三リン酸（ATP））のような高エネルギーリン酸結合ではない。

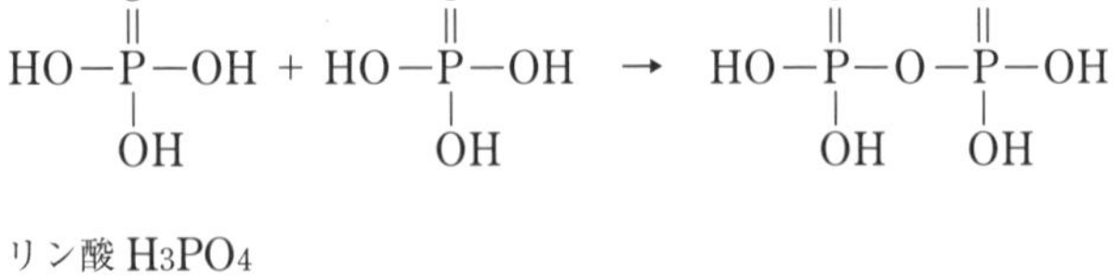

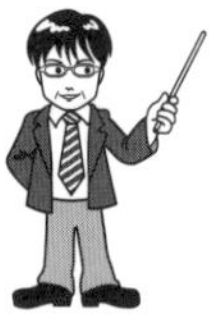

リン酸 H₃PO₄

参考図5.1　ピロリン酸

5.1.2 ビタミン B₂（リボフラビン）

　ビタミン B₂ はペントース（五炭糖）の糖アルコールであるリビトールが結合したリボフラビンという形で存在し，これにリン酸1個が結合したものがフラビンモノヌクレオチド（FMN）である。FMN は，アデニンとリボースが結合したアデノシンにリン酸1個が結合したアデノシンモノリン酸と結合してフラビンアテニンジヌクレオチド（FAD）となり，酸化還元反応に関係した水素の運搬体となる（図5.2）。FMNや FAD は酸化還元酵素の補酵素として重要である。

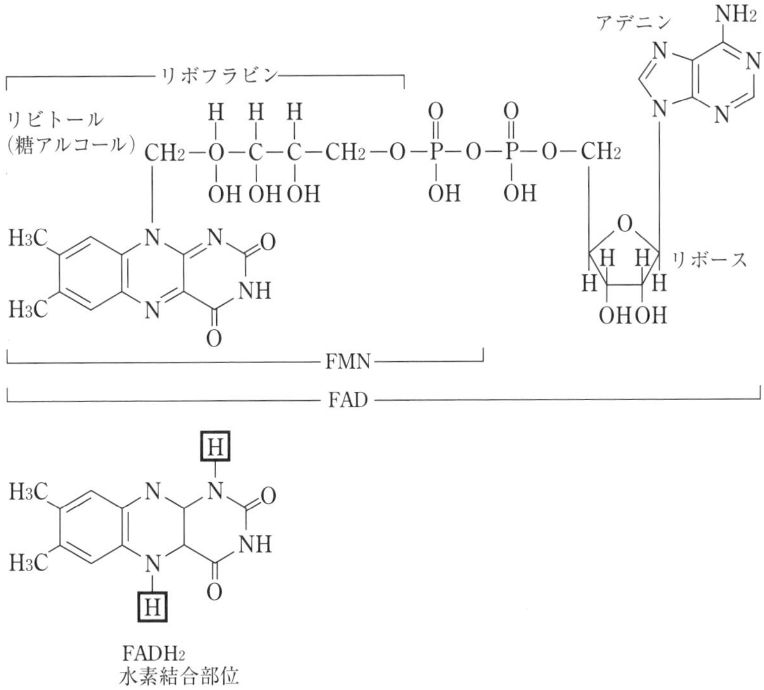

図5.2　フラビンアテニンジヌクレオチド（FAD）と FADH₂

5.1.3 ビタミン B₆（ピリドキシン，ピリドキサール，ピリドキサミン）

　ビタミン B₆ はピリドキシンとも呼ばれ，ビタミン B₆ としての活性部位がアルコール型の構造をしている（図5.3）。この部位がアルデヒド型ならピリドキサール，アミン型ならピリドキサミンと呼ばれる。ビタミン B₆ は体内でリン酸化を受けてピリドキサールリン酸となり，主にトランスアミナーゼの補酵素としてアミノ酸代謝に関与する。

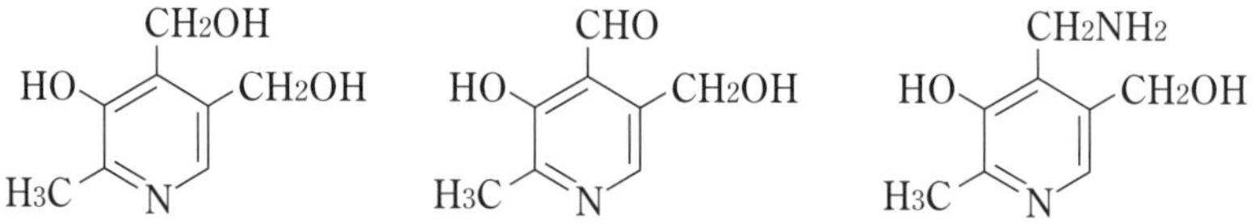

CH₂OH structures...

ピリドキシン　　　　　ピリドキサール　　　　　ピリドキサミン

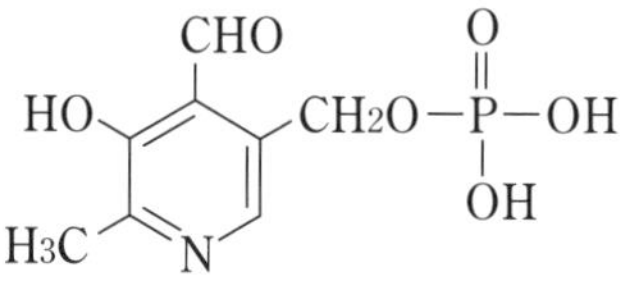

ピリドキサールリン酸

図 5.3　ビタミン B₆

5.1.4　ビタミン B₁₂（シアノコバラミン）

　ビタミン B₁₂ はコバルト（Co）を含んでいるのでシアノコバラミンと呼ばれる。胃の壁細胞より分泌される糖タンパク質と結合して小腸より吸収されるため，胃を切除したヒトではビタミン B₁₂ の吸収障害が起こる。

　吸収されたビタミン B₁₂ にはシアン（CN）部分がアデノシル基に変換されたアデノシルコバラミンとメチル基に変換されたメチルコバラミンがあり，それぞれメチルマロニル CoA ムターゼとメチオニンシンターゼの補酵素となる。

　ビタミン B₁₂ が欠乏すると，DNA 合成障害，巨赤芽球性貧血がみられる。

5.1.5　ナイアシン（ニコチン酸，ニコチンアミド）

　ナイアシンはニコチン酸，ニコチンアミドの総称で，動物性，植物性食品に広く含まれている（図 5.4）。ヒトの体内ではアミノ酸であるトリプトファンより合成される。ナイアシンはニコチンアミドアデニンジヌクレオチド（NAD）とニコチンアミドアデニンジヌクレオチドリン酸（NADP）に代謝され，またはその還元型となり（NADH，NADPH），これらはピリジンジヌクレオチドと呼ばれ，デヒドロゲナーゼが触媒する酸化還元反応の補酵素となる（図 5.5）。その反応では，基質から酸化型ピリジンヌクレオチド（NAD⁺ または NADP⁺）に電子が水素原子を伴って移動する。

　ナイアシンが欠乏すると，ペラグラが発症する。

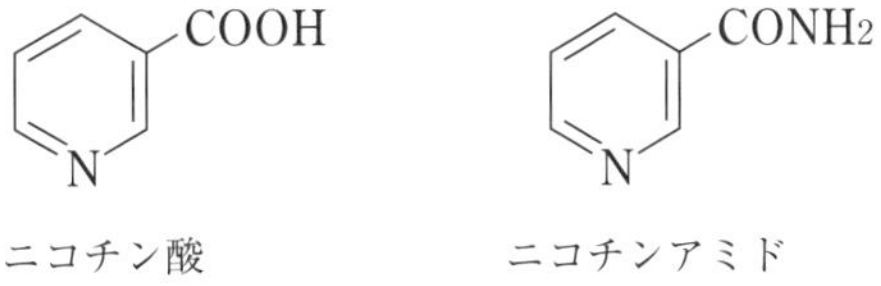

ニコチン酸　　　　　　　　　　　ニコチンアミド

図 5.4　ナイアシン

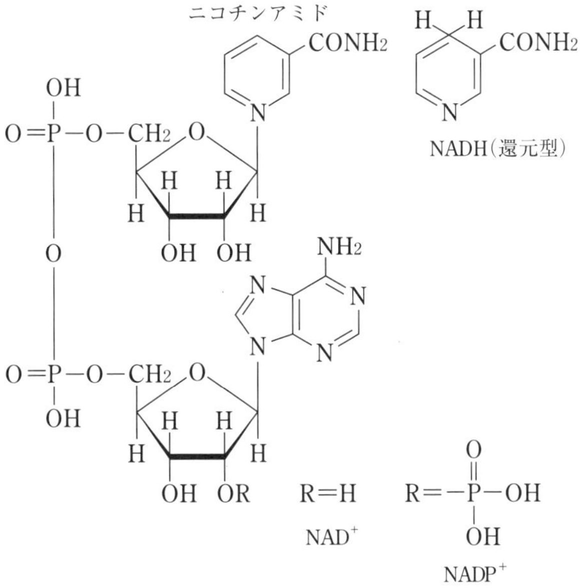

図 5.5　ピリジンジヌクレオチド

5.1.6　パントテン酸

　パントテン酸は構造に β アラニンを含んでおり，補酵素 A（CoA）の構成成分である（図 5.6）。CoA は末端にチオール基（SH 基）を有し，この基が CoA の活性部位を構成している（CoA-SH）。

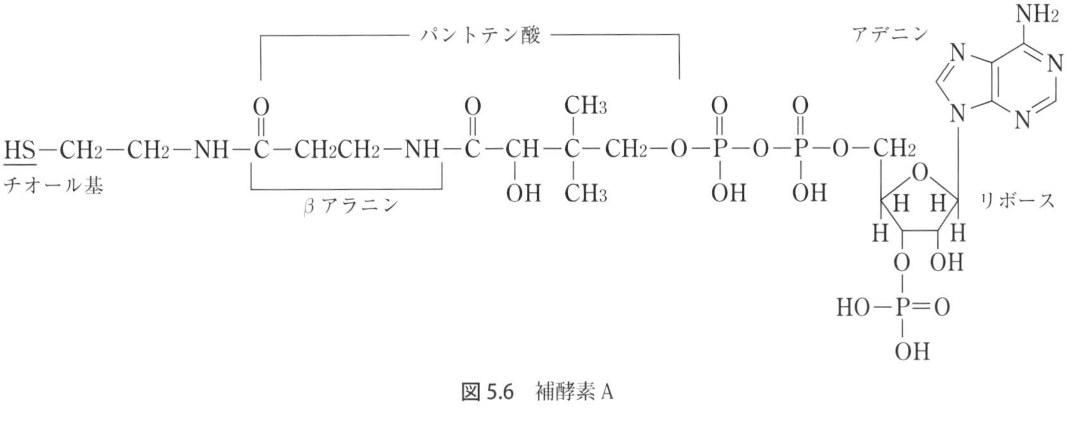

図 5.6　補酵素 A

5.1.7 ビタミンC（アスコルビン酸）

ヒト，霊長類，モルモットではビタミンCを生合成できない。ビタミンCは強い還元力を有し抗酸化作用がある。スーパーオキサイド（O_2^-），ヒドロキシラジカル（$\cdot OH$）や過酸化水素（H_2O_2）などの活性酸素類を消去する。

ビタミンC欠乏症として，壊血病がある。

5.1.8 ビオチン

ビオチンはアセチルCoAカルボキシラーゼなどの二酸化炭素固定反応の補酵素として働き，脂肪酸合成や糖新生として作用する。

ヒトでは，腸内細菌が多量に産生するので欠乏症はまれであるが，生の卵白を多く摂取した場合など，卵白に含まれるアビジンがビオチンと結合しその活性を低下させるため相対的に欠乏となる。

5.1.9 葉酸

葉酸はプテロイルグルタミン酸とも呼ばれホウレンソウの葉から発見された。アミノ酸や核酸（アデニン，グアニンなどのプリン体）の合成に用いられ，葉酸が不足するとDNA生合成に支障がみられ，細胞分裂の活発な赤血球の合成などが障害され貧血などの症状が生じる。

◆参　考◆
─────────────────────────────

壊血病はビタミンC欠乏により発症する出血を伴う疾患である。タンパク質を構成するヒドロキシプロリンはアミノ酸のプロリン（イミノ酸）がヒドロキシ化されて作られるが，ビタミンCが必要となる。ビタミンCが欠乏すると，組織間をつなぐコラーゲンや象牙質，骨の間充組織の生成は障害を受け，微小血管の損傷につながり出血の原因となる。長期のビタミンC欠乏では，出血（皮膚・粘膜，歯肉），歯の脱落，創傷治癒不全，低色素性貧血，古傷が開くなどの症状がみられる。

ビタミンB群は，ビタミンB_1，ビタミンB_2，ナイアシン，パントテン酸，ビタミンB_6，ビタミンB_{12}，葉酸，ビオチンの8種をいい，現在，ビタミンBの名がつくのはB_1，B_2，B_6，B_{12}だが，以前にはナイアシンはビタミンB_3，パントテン酸はビタミンB_5，ビオチンはビタミンB_7，葉酸はビタミンB_9とも呼ばれた。

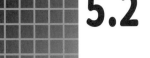

5.2

脂溶性ビタミン

5.2.1 ビタミンA（レチノイド）

ビタミンAはレチノイドと呼ばれ，レチノール，レチナール，レチノインの3種類からなる。化学的には末端の官能基がアルコール（-OH），アルデヒド（-CHO），カルボキシル基（-COOH）の違いになる。ビタミンAの前駆体はβ-カロテンである。目の網膜ではオプシンと呼ばれるタンパク質と結合してロドプシンとなり，光刺激を神経細胞に伝達している。

ビタミンAが欠乏すると，夜盲症となる。

5.2.2 ビタミンD（カルシフェロール）

ビタミンDの前駆体である7-デヒドロコレステロールは皮膚に存在し，紫外線を浴びて代謝されるとビタミンD_3となる。ビタミンD_3は肝臓と腎臓でそれぞれ水酸化（-OH）を受けて，活性型ビタミンD_3である$1\alpha,25(OH)_2D_3$となる。

活性型ビタミンD_3は腸管からカルシウムの吸収を促進し，腎臓でカルシウムの再吸収を促進して血中カルシウム濃度を上昇させる。また，血中カルシウムを骨へと運ぶ。

ビタミンDが欠乏すると，くる病を発症する。

5.2.3 ビタミンE（トコフェロール）

ビタミンEはトコフェロールとトコトリエールとその誘導体の総称をいう。そのうち，α-トコフェロールの生理活性が最も強く，抗酸化作用をもつ。

細胞膜を構成するリン脂質の成分に多価不飽和脂肪酸があり，酸化を受けやすい。ビタミンEは酸化を防止し，フリーラジカルを消去し細胞膜の機能を保護している。

ビタミンE欠乏症は知られていないが，ビタミンE欠乏患者の赤血球膜は活性酸素による過酸化を受けやすく，細胞膜がもろくなり溶血性貧血を起こすことが知られている。

5.2.4 ビタミンK

　ビタミンKには，緑黄色野菜に多く含まれるビタミンK1（フィロキノン），発酵食品に多く含まれ，腸内細菌も合成するビタミンK2（メナキノン），合成品であるビタミンK3がある。ビタミンKは血液凝固因子であるプロトロンビン（第Ⅱ因子），第Ⅶ因子，第Ⅸ因子，第Ⅹ因子の肝臓での産生の際，カルボキシル化酵素（ビタミンK依存性カルボキシラーゼ）の補酵素として働き，血液凝固に関与する。

　ビタミンKが欠乏すると，出血傾向となる。

表5.1　ビタミンのまとめ

	ビタミンの種類	化学名	欠乏
水溶性ビタミン	ビタミンB1	チアミン	脚気，ウエルニッケ脳症，神経炎
	ビタミンB2	リボフラビン	口内炎，口角炎
	ビタミンB6	ピリドキシン	皮膚炎
	ビタミンB12	シアノコバラミン	悪性貧血
	ナイアシン	ニコチン，ニコチン酸アミド	ペラグラ
	パントテン酸	パントテン酸	知覚異常
	ビタミンC	アスコルビン酸	壊血病
	ビオチン	ビオチン	皮膚炎
	葉酸	プテロイルグルタミン酸	巨赤芽球性貧血
脂溶性ビタミン	ビタミンA	レチノイド	夜盲症，発育障害
	ビタミンD	カルシフェロール	くる病，骨軟化症
	ビタミンE	トコフェロール	溶血性貧血
	ビタミンK	フェロキノン，メナキノン	出血傾向

5.3
酵素

　酵素はタンパク質からなり，生体内において種々の反応を触媒する。酵素が作用する物質を**基質**と呼び，酵素は基質に対し特異的に作用する（**基質特異性**）。物質が変化するには外部からのエネルギーが必要で，このエネルギー量を活性化エネルギーといい，酵素は活性化エネルギーを低下させる。つまり，活性化エネルギーが大きいものほど安定しており，小さいものほど不安定で容易に変化する。

　酵素はタンパク質であるため**変性**するとその作用を失う。この作用を失うことを**失活**という。酵素の作用は温度や pH により影響を受け，酵素が最もよく働く**最適温度**，**最適 pH** がある。

5.3.1　酵素の種類

　国際生化学・分子生物学連合により酵素は 6 種に大別される。

（1）酸化還元酵素（オキシドリダクターゼ）

　生体内における酸化還元反応を触媒する。

　脱水素酵素（デヒドロゲナーゼ），酸化酵素（オキシダーゼ），酸素添加酵素（オキシゲナーゼ）などがある。

（2）転移酵素（トランスフェラーゼ）

　アミノ基，メチル基などの基質の反応基をほかの基質に転移する反応を触媒する。

　アスパラギン酸トランスアミナーゼ（AST），アラニントランスアミナーゼ（ALT）などがある。

（3）加水分解酵素（ヒドラーゼ）

　水（H_2O）を加えて分解する。

　　糖質を分解する酵素：グリコシド結合に作用（アミラーゼ，マルターゼなど）

　　脂質を分解する酵素：エステル結合に作用（リパーゼなど）

　　タンパク質を分解する酵素：ペプチド結合に作用する酵素（ペプシンなど）

（4）脱離酵素（リアーゼ）

　加水分解なしに基質から基を取り，二重結合を残す反応を触媒する酵

素である。シンターゼともいわれ，ATP などのエネルギーを使わずに合成反応を行う。

アルドラーゼ，アデニル酸シクラーゼなどがある。

(5) 異性化酵素（イソメラーゼ）

異性体間の相互変化を触媒する。

イソメラーゼ，ムターゼなどがある。

(6) 合成酵素（リガーゼ）

ATP の加水分解を伴って2分子の化合物を結合させる。シンセターゼ（合成酵素）とも呼ばれる。

リガーゼ，カルボキシラーゼなどがある。

5.3.2 酵素の構造と活性中心

多くの酵素は活性発現に補因子（Cofactor）と呼ばれる物質を必要とする。補因子を結合していない不活性な状態をアポ酵素，補因子を結合している安定な状態をホロ酵素と呼ぶ。この補因子には金属イオンと低分子有機化合物があり，低分子有機化合物は補酵素（Coenzyme）と総称され，多くはビタミン由来である。

酵素はタンパク質であり特定の立体構造を有する。酵素が基質と結合し反応が起こるが，この基質と結合する場所を酵素の**活性中心**という（図 5.7）。

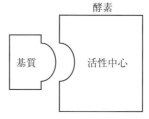

図 5.7　酵素の活性中心

5.3.3 活性調節

生体内の代謝系において，ある物質の量が増えたのでただちに代謝して分解しなければならない場合や，ある物質が十分に合成されたのでその代謝反応を抑える場合など（フィードバック機構），酵素反応速度の調節は生体の恒常性を維持するうえで大変重要となる。

(1) 律速酵素

生体内の代謝反応はさまざまな酵素が働いて進んでいる。反応系全体の代謝速度はその反応のなかで最も遅い反応の速度によって決まるの

で，その遅い反応に関与する酵素を律速酵素という。律速酵素の触媒する反応は比較的前段階が多く，一般的に非可逆的な反応である。たとえば，解糖系のヘキソキナーゼやホスホフルクトキナーゼ，ピルビン酸キナーゼなどがある（図 4.2 参照）。

(2) 調節酵素（アロステリック酵素による調節）

アロステリック酵素には**アロステリック部位**がある（図 5.8）。ここに調節因子（反応系の代謝産物や生成物）が結合すると，酵素の活性中心の構造が変化しその活性が調節される。解糖系のヘキソキナーゼ，ホスホフルクトキナーゼやピルビン酸キナーゼはアロステリック酵素であるとともに律速酵素でもある。

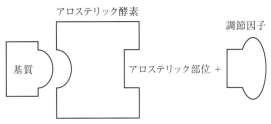

図 5.8　アロステリック酵素

解糖系においてヘキソキナーゼは基質となるグルコースからグルコース 6-リン酸が生成されるが，このグルコース 6-リン酸が調節因子となりアロステリック阻害を受ける。このように肝臓以外の細胞ではグルコースが大量にあっても代謝処理することはできない。しかし，肝臓のヘキソキナーゼはグルコキナーゼと呼ばれ，グルコース 6-リン酸によりアロステリックな阻害を受けない。そのため高血糖などで肝臓に大量のグルコースが流入しても，肝細胞内ではグルコースをグルコース 6-リン酸に転換するが，ほかの調節酵素により解糖系が進まないため，グルコース 6-リン酸からグリコーゲン合成へと向かう。

ホスホフルクトキナーゼは解糖系，クエン酸回路からの生成物である ATP によりアロステリックな阻害を受け，ADP，AMP により活性化する。

5.3.4　酵素の反応速度

酵素反応において，基質 S が酵素 E と反応し SE（酵素 - 基質複合体）を生成し，分解されて E と新たな生成物 A になるとする。

$$S + E \ \rightleftarrows \ SE \ \rightleftarrows \ A + E$$

この反応では以下の式が成り立つ。

$$V = \frac{V_{max} \times [\mathrm{S}]}{K_m + [\mathrm{S}]}$$

V：反応速度

V_{max}：最大反応速度

$[\mathrm{S}]$：基質濃度

K_m：V_{max} の $1/2$ のときの基質濃度

　この式をミカエリス・メンテンの式といい，酵素濃度を一定にしたときの反応速度と基質濃度 $[\mathrm{S}]$ との関係は図 5.9 のようになる。

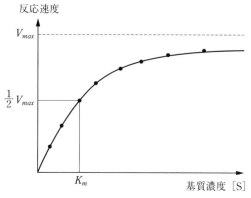

図 5.9　酵素反応速度と基質濃度

　このように，基質濃度 $[\mathrm{S}]$ を変化させると酵素反応速度も変化することがわかる。K_m はミカエリス定数と呼ばれ，K_m 値をもとに酵素と基質の親和性を知ることができる。たとえば，K_m 値が小さいと，少ない基質濃度 $[\mathrm{S}]$ で最大反応速度 V_{max} の半分の速度に達することができるので，酵素と基質の親和性が高いということになる。

　ミカエリス・メンテンの式は以下の条件下でさまざまな意味をもつ。

1. 基質濃度 $[\mathrm{S}]$ が K_m に比べはるかに小さいとき，分母の $K_m + [\mathrm{S}]$ が K_m となり，V_{max}/K_m は定数なので K とおくと，$V = K \times [\mathrm{S}]$ となる。つまり，このときの反応速度 V は基質濃度 $[\mathrm{S}]$ に比例する。

2. 基質濃度 $[\mathrm{S}]$ が K_m に比べはるかに大きいとき，分母の $K_m + [\mathrm{S}]$ は $[\mathrm{S}]$ となり，$V = V_{max}$ となり，最大反応速度に近づく。

3. 基質濃度 $[\mathrm{S}]$ が K_m と同じとき，$V = V_{max}/2$ となり，反応速度は V_{max} の $1/2$ となる。そのときの基質濃度が K_m 値である。

1. 水溶性ビタミンと脂溶性ビタミンを分類し，それぞれの役割をまとめなさい。

2. ビタミンB_1，B_2，ナイアシンは補酵素として糖代謝のどこに働くかをまとめなさい。

3. 各種ビタミンの欠乏による症状をまとめなさい。

4. 解糖系の調節酵素についてまとめなさい。

確認問題

1. ビタミンB_1は（　①　）ともいわれ，体内に取り込まれるとリン酸化を受け（　②　）となり補酵素として働く。ビタミンB_1が欠乏すると抹消神経炎として（　③　）となる。

2. ビタミンB_2は塩基であるフラビンに糖アルコールである（　①　）が結合したもので（　②　）と呼ばれる。

3. ビタミンB_6は体内でリン酸化を受けて（　①　）となり，主に（　②　）の補酵素としてアミノ酸代謝に関与する。

4. ビタミンB_{12}は金属のコバルトを含んでいるため（　①　）と呼ばれる。（　②　）の壁細胞より分泌される糖タンパク質と結合して体内に吸収されるため，（　②　）を切除したヒトではビタミンB_{12}の吸収障害が起こる。ビタミンB_{12}が欠乏すると（　③　）がみられる。

5. ナイアシンは生体内ではアミノ酸である（　①　）より合成される。体内では（　②　）または（　③　）に代謝され，これらは（　④　）が触媒する（　⑤　）反応の補酵素となる。ナイアシンが欠乏すると（　⑥　）となる。

6. ビタミンAは（　①　）と呼ばれ，前駆体は（　②　）である。目の網膜でオプシンというタンパク質と結合して（　③　）となり，光を感じる。欠乏すると（　④　）となる。

7. ビタミンDは，その前駆体である7-デヒドロコレステロールが紫外線により代謝されて（　①　）となる。（　①　）は肝臓と腎臓で代謝され（　②　）ビタミンD_3となり，小腸や腎臓から（　③　）の吸収を促進する。欠乏すると（　④　）となる。

8. ビタミンKは，（　①　）で合成される血液凝固因子である（　②　）の合成の際，補酵素として働く。欠乏すると（　③　）障害となる。

9. 酵素は（　①　）からできており特定の立体構造を有する。酵素が基質と結合する場所を（　②　）という。また，酵素には

（　②　）以外にも反応系の代謝産物や生成物（調節因子）と結合する場所をもつ酵素がある。このような酵素を（　③　）酵素といい，調節因子により抑制あるいは活性化されることを（　④　）機構という。

第6章

脂質と代謝

　脂質は生体内で多くの役割を担う。細胞膜を構成したり，エネルギー源として細胞内に貯蓄されたり，ホルモン，ビタミンD，胆汁酸など生理活性物質としての材料であったりする。多くの脂質は体内で合成されるが，食物からも体内に取り込まれる。血液中の大部分の脂質はタンパク質と結合してリポタンパク質として存在し体内を巡っている。

学習目的
　脂質の分類を学び，生体で最も利用される中性脂肪の構造について知る。脂肪酸，リン脂質，コレステロールについても構造とその役割を学び，エネルギー生成に関与する脂肪酸の β 酸化について学ぶ。また，ケトン体の生成について学ぶ。

学習内容
1. 脂質
   脂肪酸（飽和脂肪酸，不飽和脂肪酸），中性脂肪，コレステロール，リン脂質
2. 脂質代謝
   グリセロール，脂肪酸 β 酸化，ケトン体，リン脂質
3. リポタンパク質と脂質代謝
   カイロミクロン，VLDL，IDL，LDL，HDL

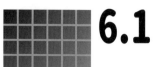

6.1

脂質

6.1.1　脂質の種類

　脂質とは水に不溶性の有機物質で，エーテル，クロロホルム，ベンゼンなどの有機溶媒に溶ける性質をもつ。脂質のなかで最も簡単な構造をしているものが脂肪酸で，長鎖炭化水素の1価のカルボン酸である。

　脂質には以下の分類がある。

（1）単純脂質

　脂肪酸とアルコールのエステル（脱水結合）を中性脂質という。

（2）複合脂質

　単純脂質にリン酸，硫黄，糖などが加わった脂質をいう。リン脂質と糖脂質に分類され，タンパク質とともに細胞膜を構成している。

（3）誘導脂質

　単純脂質や複合脂質が加水分解されて生成する物質のうち，脂質の性質すなわち有機溶媒に可溶なものをいう。脂肪酸，コレステロール，脂溶性ビタミン（ビタミンA，D，E，K）などがある。

6.1.2　脂肪酸

　脂肪酸は疎水性の炭化水素鎖（C_nH_{2n+1}）とカルボキシル基（-COOH）からなる化合物をいう（$C_nH_{2n+1}COOH$）。脂肪酸の炭化水素鎖の炭素原子間に二重結合をもたない脂肪酸を**飽和脂肪酸**，二重結合をもつ脂肪酸を**不飽和脂肪酸**という（表6.1）。飽和脂肪酸は炭素数が多くなるほど融点や沸点が高くなり，常温で固体のものが多い。一方，不飽和脂肪酸は炭素数の同じ飽和脂肪酸に比べ融点が低く，常温で液状のものが多い。二重結合がある不飽和脂肪酸ではシスとトランスの異性体が生じる（図6.1）。

$$
\begin{array}{cc}
\boxed{R} \quad \boxed{R'} & \boxed{R} \qquad H \\
C=C & C=C \\
H \qquad H & H \qquad \boxed{R'} \\
\text{シス} & \text{トランス}
\end{array}
$$

図6.1　シス，トランス異性体

不飽和脂肪酸のうち，二重結合が1つのオレイン酸はオリーブ油などに多くn-9系（ω9）脂肪酸で，不飽和脂肪酸のうち最も酸化されにくいため，これを含む食品は老化防止，生活習慣病予防に効果が期待される。二重結合を2つもつn-6系（ω6）の**リノール酸**，n-3系（ω3）の**α-リノレン酸**は植物性の脂質に多く，n-6系（ω6）の**アラキドン酸**とともに体内では合成されないため**必須脂肪酸**と呼ばれる。n-6系のγ-リノレン酸，アラキドン酸はリノール酸から，n-3系のエイコサペンタエン酸（EPA），ドコサヘキサエン酸（DHA）はα-リノレン酸から合成される。アラキドン酸は生体内で代謝されて生理活性を有するプロスタグランジンとなり，EPA，DHAは魚に多く含まれ，抗動脈硬化作用や脂質代謝改善などが期待されている。

表6.1　主な飽和脂肪酸，不飽和脂肪酸

飽和脂肪酸	炭素数	構造式
酪酸	C4	$CH_3(CH_2)_2COOH$
カプロン酸	C6	$CH_3(CH_2)_4COOH$
カプリル酸	C8	$CH_3(CH_2)_6COOH$
カプリン酸	C10	$CH_3(CH_2)_8COOH$
ラウリル酸	C12	$CH_3(CH_2)_{10}OOH$
ミリスチン酸	C14	$CH_3(CH_2)_{12}COOH$
パルミチン酸	C16	$CH_3(CH_2)_{14}COOH$
ステアリン酸	C18	$CH_3(CH_2)_{16}COOH$
不飽和脂肪酸	炭素数	構造式
パルミトレイン酸	C16:1	$CH_3(CH_2)_5CH=CH(CH_2)_7COOH$
オレイン酸	C18:1	$CH_3(CH_2)_7CH=CH(CH_2)_7COOH$
リノール酸	C18:2	$CH_3(CH_2)_4CH=CHCH_2CH=CH(CH_2)_7COOH$
α-リノレン酸	C18:3	$CH_3(CH_2CH=CH)_3(CH_2)_7COOH$
アラキドン酸	C20:4	$CH_3(CH_2)_3(CH_2CH=CH)_4(CH_2)_3COOH$
エイコサペンタエン酸	C20:5	$CH_3(CH_2CH=CH)_5(CH_2)_3COOH$
ドコサヘキサエン酸	C22:6	$CH_3(CH_2CH=CH)_6(CH_2)_2COOH$

◆参　考◆

　脂肪酸R-COOHは右端のCを1として左に順に2，3，…，n番という表記と，右端のCを除いて次のCをαとして左に順にβ，γ，…，ω（最後）とする表記がある。n-6系（ω6）脂肪酸とは，多価不飽和脂肪酸のうち炭素鎖のメチル末端から数えて6番目の炭素に最初の二重結合がある脂肪酸をいい，n-3系（ω3）脂肪酸とはメチル末端から数えて3番目の炭素に最初の二重結合がある脂肪酸をいう（参考図6.1）。酸化しやすい特徴がある。

$$n+6\ n+5\ \cdots\ 4\quad 3\quad 2\quad 1$$
$$\mathrm{CH_3CH_2(CH_2)_nCH_2CH_2CH_2COOH}$$
$$\omega\quad \omega-1\ \cdots\ \gamma\quad \beta\quad \alpha$$

$$\overset{\hphantom{xxxxxxxxxxxxxxxxxx}1\ \ \ 2\sim5\ \ 6}{}$$
n-6系（ω6）リノール酸　$\mathrm{CH_3(CH_2)_4CH{=}CHCH_2CH{=}CH(CH_2)_7COOH}$

$$\overset{\hphantom{xxxxxxxxxxxxxxxx}1\ \ \ \ 2\ \ \ \ 3}{}$$
n-3系（ω3）α-リノレン酸　$\mathrm{CH_3(CH_2CH{=}CH)_3(CH_2)_7COOH}$

参考図6.1　n-3系，n-6系脂肪酸

6.1.3　中性脂肪

　生体中の大部分の脂肪酸は，3価のアルコールであるグリセロールとのエステルである**中性脂肪**（トリアシルグリセロール（TG），トリアシルグリセリドとも呼ぶ）として存在している（図6.2）。動物では皮下脂肪組織に多く含まれており，必要に応じてグリセロールと脂肪酸に分解されてエネルギー源として利用される。

$$
\begin{array}{ccccc}
\mathrm{H_2C-OH} & \mathrm{R^1{-}COOH} & & \mathrm{H_2C-OCOR^1} & \\
| & & & | & \\
\mathrm{HC-OH} + & \mathrm{R^2{-}COOH} & \Longrightarrow & \mathrm{HC-OCOR^2} & + \ \ 3H_2O \\
| & & & | & \\
\mathrm{H_2C-OH} & \mathrm{R^3{-}COOH} & & \mathrm{H_2C-OCOR^3} & \\
\end{array}
$$

グリセロール　　　　脂肪酸　　　　　　　　中性脂肪（TG）

R：炭化水素鎖

図6.2　中性脂肪

　食物由来の TG は膵臓から分泌されるリパーゼにより加水分解を受ける。その際，1位と3位に結合している脂肪酸は2位にある脂肪酸より加水分解を受けやすいため，2分子の脂肪酸と2位に結合した脂肪酸を有するモノアシルグリセロールとなり，小腸上皮細胞から吸収される（表2.1参照）。その後小腸上皮細胞内で，モノアシルグリセロールアシルトランスフェラーゼ，ジアシルグリセロールアシルトランスフェラーゼの働きで脂肪酸が1つずつ結合し，再び TG へと変換され，ほかのリン脂質，コレステロール，タンパク質などとともに**カイロミクロン**を形成してリンパ管へ吸収され，胸管，左鎖骨下静脈を経て血液中に入って循環し，脂肪組織や肝臓などの各組織や器官に運ばれていく。

　一方，内因性の TG の生成は肝臓においてグリセロールのリン酸化から始まる。グリセロールキナーゼと ATP によりグリセロールの3位にリン酸が結合しグリセロール 3-リン酸となり，グリセロール 3-リン酸アシルトランスフェラーゼとアシル CoA により1位に脂肪酸が導入されて，リゾホスファチジン酸が生成される。さらに2位に脂肪酸が付加されてホスファチジン酸になったのち，ホスファチジン酸ホスファター

ゼにより脱リン酸化を受けてジアシルグリセロールが合成される。また，ジアシルグリセロールアシルトランスフェラーゼと CoA により 3 位にも脂肪酸が付加されて TG となる。このように合成された TG は超低比重リポタンパク質（VLDL）や低比重リポタンパク質（LDL）に含まれて血中に放出され，末梢組織に運ばれる。

✚ 6.1.4　コレステロール

　コレステロールは細胞膜構成成分やステロイドホルモン，ビタミン D，胆汁酸の生合成の原料となる重要な脂質で，1 つの五員環と 3 つの六員環をもつステロイド骨格を有する（図 6.3）。コレステロールの生合成は主として肝臓で行われ，その出発物質は脂肪酸合成と同じアセチル CoA である。2 分子のアセチル CoA から 3-ヒドロキシ 3-メチルグルタリル CoA（HMG-CoA）が生じる。HMG-CoA 還元酵素によりメバロン酸，ラノステロールを経てコレステロールが生成される（図 6.4）。この HMG-CoA 還元酵素は律速酵素であり，本酵素を阻害する薬剤が高脂血症の改善薬となる。

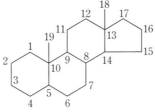

図 6.3　ステロイド骨格

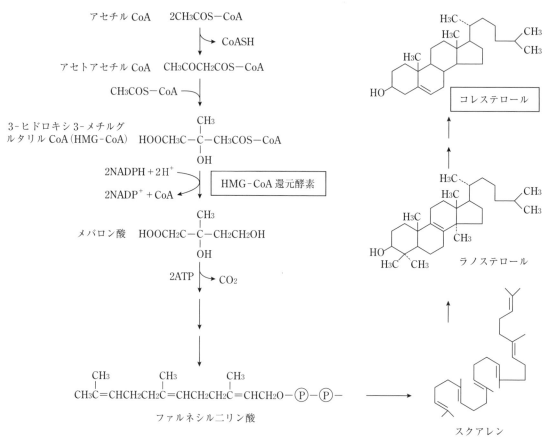

図6.4　コレステロールの生合成

6.1.5　リン脂質

　リン脂質は構造にリン酸を含む脂質であり，生体膜の主要な成分となっており，非極性部（疎水部）と極性部（親水部）をもち界面活性作用を示す。リン脂質には**グリセロリン脂質**と**スフィンゴリン脂質**がある。

　グリセロリン脂質のアルコール部はグリセロールで，グリセロールの1位と2位に脂肪酸，3位にリン酸をもつホスファチジン酸を基本骨格とする（図6.5）。ホスファチジン酸のリン酸にコリンがついたものを**ホスファチジルコリン（レシチン）**といい，細胞膜にある最も多いグリセロリン脂質である。

　スフィンゴリン脂質のアルコール部は**スフィンゴシン**である（図6.6）。スフィンゴシンに脂肪酸がアミド結合したものをセラミドといい，スフィンゴリン脂質の基本骨格である。セラミドにリン酸とコリンが結合したものをスフィンゴミエリンといい，脳神経組織に多く存在し，神経線維軸索を包むミエリン鞘の主要部分である。

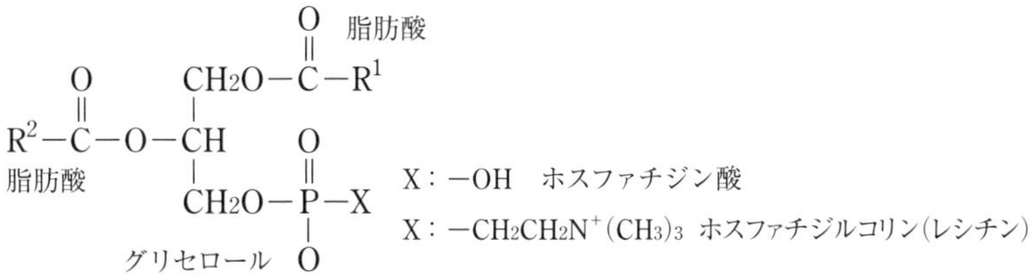

$$
\begin{array}{c}
\quad\quad\quad\quad\quad\quad\quad\quad\text{O}\quad\text{脂肪酸}\\
\quad\quad\quad\quad\quad\quad\quad\quad\|\\
\text{O}\quad\quad\text{CH}_2\text{O}-\text{C}-\text{R}^1\\
\|\quad\quad\quad\quad|\\
\text{R}^2-\text{C}-\text{O}-\text{CH}\quad\quad\text{O}\\
\text{脂肪酸}\quad\quad\quad|\quad\quad\|\\
\quad\quad\quad\text{CH}_2\text{O}-\text{P}-\text{X}\\
\text{グリセロール}\quad\quad\text{O}
\end{array}
$$

X：−OH　ホスファチジン酸

X：−CH₂CH₂N⁺(CH₃)₃　ホスファチジルコリン（レシチン）

図6.5　グリセロリン脂質

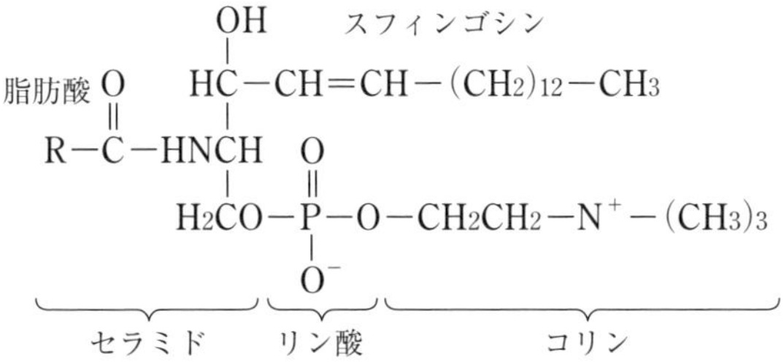

$$
\begin{array}{c}
\quad\quad\quad\quad\quad\text{OH}\quad\quad\text{スフィンゴシン}\\
\quad\quad\quad\quad\quad|\\
\text{脂肪酸}\quad\text{O}\quad\text{HC}-\text{CH}=\text{CH}-(\text{CH}_2)_{12}-\text{CH}_3\\
\quad\quad\quad\|\quad\quad|\\
\quad\text{R}-\text{C}-\text{HNCH}\quad\text{O}\\
\quad\quad\quad\quad\quad\quad|\quad\quad\|\\
\quad\quad\quad\quad\text{H}_2\text{CO}-\text{P}-\text{O}-\text{CH}_2\text{CH}_2-\text{N}^+-(\text{CH}_3)_3\\
\quad\quad\quad\quad\quad\quad\quad\quad|\\
\quad\quad\quad\quad\quad\quad\quad\quad\text{O}^-
\end{array}
$$

セラミド　　リン酸　　　　コリン

スフィンゴミエリン

図6.6　スフィンゴリン脂質

6.2
脂質代謝

6.2.1 脂肪酸の合成

　動物などでは，過剰に摂取された糖質はアセチル CoA を経て脂肪酸に変えられて，TG の形で脂肪組織に蓄えられる。この反応は肝臓，脂肪組織や乳腺において活発に行われる。脂肪酸合成は細胞質で行われ，アセチル CoA はアセチル CoA カルボキシラーゼによりマロニル CoA へと変換される。この反応には補酵素としてビオチンを必要とする。続いて脂肪酸合成酵素複合体により NADPH を用いて炭素を 2 つずつ付加する炭素鎖の伸長反応が進行し，これを 7 回繰り返すと炭素数 16（C16）のパルミチン酸が生成する。この NADPH は解糖系の側路であるペントースリン酸回路などから供給される。この反応は以下のようになる。

$$\text{アセチル CoA} + 7\,\text{マロニル CoA} + 14\text{NADPH} + 14\text{H}^+ \longrightarrow$$
$$\text{パルミチン酸} + 8\text{CoA} + 7\text{CO}_2 + 14\text{NADP}^+ + 6\text{H}_2\text{O}$$

6.2.2 脂肪酸の β 酸化

　脂肪酸の分解はミトコンドリアで起こる β 酸化である。TG についてみると，TG はリパーゼによりグリセロールと 3 つの脂肪酸に分解される（図 6.7）。

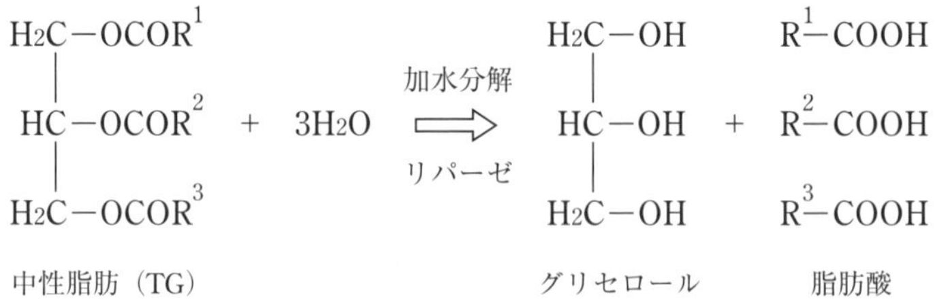

$$
\begin{array}{ccccc}
\text{H}_2\text{C}-\text{OCOR}^1 & & & \text{H}_2\text{C}-\text{OH} & \text{R}^1-\text{COOH} \\
| & & \overset{\text{加水分解}}{\Longrightarrow} & | & \\
\text{HC}-\text{OCOR}^2 & + 3\text{H}_2\text{O} & & \text{HC}-\text{OH} & + \quad \text{R}^2-\text{COOH} \\
| & & \text{リパーゼ} & | & \\
\text{H}_2\text{C}-\text{OCOR}^3 & & & \text{H}_2\text{C}-\text{OH} & \text{R}^3-\text{COOH} \\
\text{中性脂肪（TG）} & & & \text{グリセロール} & \text{脂肪酸}
\end{array}
$$

図 6.7　中性脂肪（TG）の分解

　グリセロールは図 6.8 のように，グリセロールキナーゼによりグリセロール 3-リン酸を経てジヒドロキシアセトンリン酸に酸化されて解糖系に入る。1 分子のグリセロールが代謝される過程での ATP 産生量を計算すると，

1. グリセロールからジヒドロキシアセトンリン酸

$$-\text{ATP} + 2.5\text{ATP}(1 \text{ 分子の NADH}) = 1.5\text{ATP}$$

2. ジヒドロキシアセトンリン酸からピルビン酸（解糖系）

$$2.5\text{ATP}(1 \text{ 分子の NADH}) + 2\text{ATP} = 4.5\text{ATP}$$

3. ピルビン酸の代謝（クエン酸回路）

$$10\text{ATP}(4 \text{ 分子の NADH}) + 1.5\text{ATP}(\text{FADH}_2) + \text{ATP}(\text{GTP})$$
$$= 12.5\text{ATP}$$

したがって，1 分子のグリセロールから 1.5ATP＋4.5ATP＋12.5ATP＝18.5ATP が生成される。

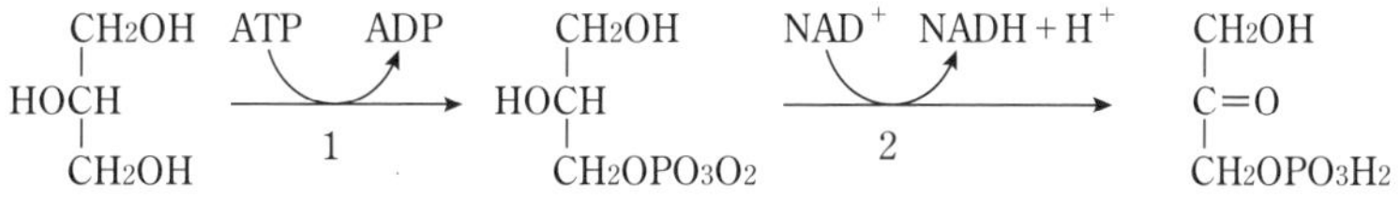

$$
\begin{array}{c}
\text{CH}_2\text{OH} \\
| \\
\text{HOCH} \\
| \\
\text{CH}_2\text{OH}
\end{array}
\xrightarrow[\;\;1\;\;]{\text{ATP}\;\;\text{ADP}}
\begin{array}{c}
\text{CH}_2\text{OH} \\
| \\
\text{HOCH} \\
| \\
\text{CH}_2\text{OPO}_3\text{O}_2
\end{array}
\xrightarrow[\;\;2\;\;]{\text{NAD}^+\;\;\text{NADH}+\text{H}^+}
\begin{array}{c}
\text{CH}_2\text{OH} \\
| \\
\text{C}{=}\text{O} \\
| \\
\text{CH}_2\text{OPO}_3\text{H}_2
\end{array}
$$

グリセロール　　　　　　　　　　　　　　　　　　　　　　　　　ジヒドロキシアセトンリン酸

1. グリセロールキナーゼ　2. グリセロール 3-リン酸デヒドロゲナーゼ

図 6.8　グリセロールの代謝

　脂肪酸の β 酸化についてみると，脂肪酸の β 酸化は 2 段階からなり，まずはじめに脂肪酸の活性化，続いてミトコンドリア内のマトリックスへの移動である。

　まず脂肪酸はアシル CoA シンテターゼ（合成酵素）により活性化脂肪酸アシル CoA となる。脂肪酸 R·COOH の R·CO- をアシル基といい，脂肪酸の CoA エステルを**アシル CoA** と呼ぶ。

$$\text{R·COOH} + \text{CoA-SH} + \text{ATP} \;\;\rightarrow\;\; \text{R·CO}{\sim}\text{SCoA} + \text{AMP} + \text{PPi}$$

　ミトコンドリア内に移動したアシル CoA は，アシル CoA デヒドロゲナーゼ，エノイル CoA ヒドラターゼ，3-ヒドロキシアシル CoA デヒドロゲナーゼ，3-ケトアシル CoA チオラーゼの 4 つの酵素により代謝を受け，β 酸化が 1 サイクルする（図 6.9）。その際，アシル CoA はアセチル CoA（CH₃CO∼SCoA）を 1 つ放出し，炭素数が 2 個少ないアシル CoA となる。このサイクルを繰り返すことによりアシル CoA はすべてアセチル CoA となり，このアセチル CoA はクエン酸回路で代謝される。

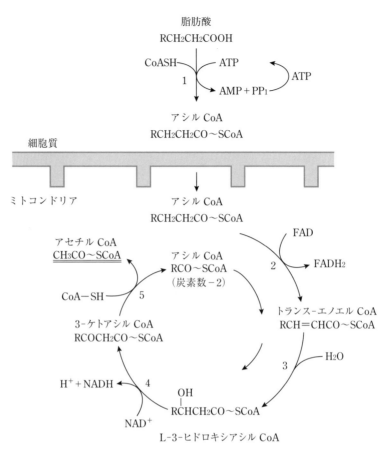

脂肪酸
RCH$_2$CH$_2$COOH

CoASH — ATP

1 ← ATP

AMP + PP$_1$

アシル CoA
RCH$_2$CH$_2$CO〜SCoA

細胞質

ミトコンドリア

アシル CoA
RCH$_2$CH$_2$CO〜SCoA

FAD

2 → FADH$_2$

アセチル CoA
CH$_3$CO〜SCoA

アシル CoA
RCO〜SCoA
（炭素数 − 2）

CoA−SH — 5

トランス-エノエル CoA
RCH＝CHCO〜SCoA

3-ケトアシル CoA
RCOCH$_2$CO〜SCoA

3 ← H$_2$O

H$^+$ + NADH — 4

OH
|
RCHCH$_2$CO〜SCoA

NAD$^+$

L-3-ヒドロキシアシル CoA

1. アシル CoA シンテターゼ　2. アシル CoA デヒドロゲナーゼ
3. エノイル CoA ヒドラターゼ　4. L-3-ヒドロキシアシル CoA デヒドロゲナーゼ
5. 3-ケトアシル CoA チオラーゼ

図 6.9　脂肪酸の β 酸化

　脂肪酸を C16 のパルミチン酸（飽和脂肪酸）としたときの β 酸化に
よる ATP 産生量を計算すると，パルミチン酸を活性化脂肪酸であるア
シル CoA（パルミトイル CoA）にするために 1 分子の ATP が使われ，
AMP を ATP に戻すために ATP を必要とするため，2 分子の ATP が
使用される。次に，パルミトイル CoA がミトコンドリア内に移動して
β 酸化によりアセチル CoA と炭素数が 2 少ないアシル CoA になるま
でに，1 分子の FADH$_2$ と 1 分子の NADH が生成されるので，1 回の β
酸化の過程では 1.5ATP + 2.5ATP = 4ATP が生成される。C16 のパル
ミチン酸では β 酸化は 7 回転し，8 分子のアセチル CoA が生成するた
め，β 酸化だけから 7 × 4 = 28ATP が生成する。

　次に，アセチル CoA はクエン酸回路で代謝されるが，ピルビン酸か
らではなくアセチル CoA から代謝されるので，クエン酸回路 1 回転で
は <u>3NADH</u> + FADH$_2$ + GTP = <u>7.5</u>ATP + 1.5ATP + ATP = 10ATP が
生成される。8 アセチル CoA が生成されるので 8 × 10ATP = 80ATP

となり，1分子のパルミチン酸がβ酸化で代謝されると，$-2ATP+28ATP+80ATP=106ATP$が生成される（表6.2）。

表6.2　パルミチン酸の代謝とATP生成量

パルミチン酸の代謝 $CH_3(CH_2)_{14}COOH$	生成物	ATPの生成と消費
アシルCoA	パルミトイルCoA	$-2ATP$
β酸化	$FADH_2 \times 1 \times 7$〔回転〕 $NADH \times 1 \times 7$〔回転〕$= 17.5ATP$	10.5ATP 17.5ATP
クエン酸回路	アセチルCoAから代謝 $NADH \times 3 \times 8$ $FADH_2 \times 1 \times 8$ $GTP \times 1 \times 8$	60ATP 12ATP 8ATP
計		106ATP

6.2.3　TGの分解

脂肪細胞ではTGをエネルギー源として蓄え，絶食時などでは**リパーゼ**によりTGを分解してグリセロールと3つの脂肪酸に分解して利用する。いま，脂肪酸としてC16のパルミチン酸が3つ結合している1分子のTGがあるとすると，リパーゼによりグリセロール1分子とパルミチン酸3分子に分解される。

グリセロールは図6.7にあるように，ジヒドロキシアセトンリン酸になり解糖系に入りピルビン酸，さらにクエン酸回路に入り代謝されて18.5ATPを生成する。一方，パルミチン酸1分子が代謝を受けると，図6.8にあるように脂肪酸の活性化，β酸化から8分子のアセチルCoAの生成，さらにクエン酸回路にて代謝を受け106ATPが生成される。

したがって，1分子のTGが分解されると，グリセロールから18.5ATP，3分子のパルミチン酸から$3 \times 106ATP=318ATP$より$18.5ATP+318ATP=336.5ATP$が生成される。

◆参　考◆

脂肪酸R-COOHは右端のCを1として左に順に2，3，…，n番という表記と，右端のCを除いて次のCをαとして左に順にβ，γ，…，ω（最後）とする表記がある（参考図6.2）。脂肪酸のβ酸化が1回転すると，アセチルCoAが1分子外れてβ位のCが酸化されていくことからβ酸化と呼ばれる。

$$n+6\ \ n+5\ \ \cdots\ \ 4\ \ \ 3\ \ \ 2\ \ \ 1$$
$$CH_3CH_2(CH_2)_nCH_2CH_2CH_2COOH$$
$$\omega\ \ \ \ \omega-1\ \cdots\ \ \gamma\ \ \ \beta\ \ \ \alpha$$

$$n+6\ \ n+5\ \ \cdots\ \ 4\ \ \ 3\ \ \ 2\ \ \ 1$$
$$CH_3CH_2(CH_2)_nCH_2CH_2CH_2CO{\sim}SCoA$$
$$\omega\ \ \ \ \omega-1\ \cdots\ \ \gamma\ \ \ \beta\ \ \ \alpha$$
アセチルCoAとして外れる

参考図6.2　β酸化の名称

6.2.4 ケトン体の生成

　脂肪酸の代謝が活発に行われると，余剰なアセチル CoA が生成される。これらのアセチル CoA から**ケトン体**が生成される。ケトン体は**アセト酢酸，D-3-ヒドロキシ酪酸，アセトン**をいい，主に肝臓，腎臓で生成される（図 6.10）。2 分子のアセチル CoA がアセトアセチル CoA，3-ヒドロキシ 3-メチルグルタリル CoA（HMG-CoA）を経てケトン体が生成される。

　心筋，骨格筋，脳，腎臓では，アセト酢酸と D-3-ヒドロキシ酪酸を再びアセチル CoA に変換しクエン酸回路から ATP 生成するので，重要なエネルギー源となる。脳にとってケトン体はグルコースが枯渇したときの唯一のエネルギー源となる。しかし，肝臓ではこの変換酵素がないためケトン体の利用はできない。一方，ケトン体でもアセトンは尿中や呼気中に排泄され，ほとんど体内では利用されない。

　飢餓状態や糖尿病では，肝臓での糖分解が不活発になりクエン酸回路の中間体量が不足する一方，脂肪組織から脂肪酸が動員されるため大量のアセチル CoA からケトン体が生成し，アシドーシスの原因となる。これをケトン症と呼ぶ。

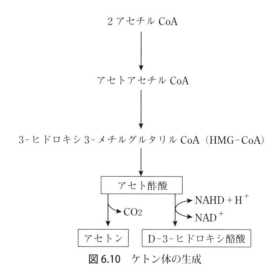

図 6.10　ケトン体の生成

6.2.5 リン脂質の分解（エイコサノイドの生合成）

　炭素数 20 の不飽和脂肪酸であるエイコサトリエン酸，アラキドン酸，エイコサペンタエン酸からは生理活性物質が生成される。これら生理活性物質を総称してエイコサノイドと呼ぶ。リン脂質は細胞膜を構成しており，不飽和脂肪酸であるアラキドン酸が多く占めている。細胞膜に刺激が加わると，膜に存在するホスホリパーゼ A_2 が活性化されアラキドン酸が遊離される。遊離したアラキドン酸はシクロオキシゲナーゼあるいはリポキシゲナーゼにより，プロスタグランジン類（PGs），トロンボキサン（TX）あるいはロイコトリエン（LT），リポキシン（LX）などが生成される。PGs には子宮筋収縮作用，発熱・発痛伝達作用，骨吸収作用などがある PGE_2 や $PGF_{2\alpha}$，TX は血小板凝集作用，LT は気管支収縮作用，リポキシンは炎症に関与するなどさまざまな生理活性作用がある。

6.3

リポタンパク質と脂質代謝

　脂質は水に不溶であるため，血液中を安定した状態で流れるには水に親和性のあるアポタンパク質と結合する必要がある。脂質とアポタンパク質の結合したものをリポタンパク質と呼び，各組織，器官に脂質を運搬する役割を担う。リポタンパク質の外側には親水性のリン脂質や遊離コレステロール，アポリポタンパク質があり，粒子の内側には疎水性のコレステロールエステルやTGの脂質成分がある。リポタンパク質は大きさや比重の違いにより分類され，粒子が大きく比重が低くタンパク質の量が少ないものから，**カイロミクロン**（キロミクロン（CM）），**超低比重リポタンパク質**（VLDL），**中間密度リポタンパク質**（IDL），**低比重リポタンパク質**（LDL），**高比重リポタンパク質**（HDL）に分類される。

6.3.1　カイロミクロン（CM）

　CM中にはTGが非常に多く含まれる。腸管から吸収された脂質が腸管粘膜でリポタンパク質に再構成され，リンパ管を通り血中に入り肝臓に運ばれる。その運搬をするのがCMである。

　CM中のTGは，血管内皮細胞に存在するリポタンパク質リパーゼ（LPL）により加水分解され，脂肪酸とグリセロールに分かれる。脂肪酸は各組織，器官に取り込まれて，グリセロールは主に肝臓に取り込まれる。LPLが欠損すると，高CM血症を示す。

6.3.2　VLDL，IDL

　VLDLは肝臓で合成され血中に放出される。VLDL中にはコレステロールとTGが含まれるが，TGの割合がCMに次ぎ多い。一方，コレステロール含有量はカイロミクロンよりも多い。VLDLはLPLの作用によりIDLとなり，大部分のIDLは肝性リパーゼによりLDLとなる。IDLではTGの含有率は下がってくるものの，コレステロールは多くなってくる。

6.3.3　LDL

　LDLはリポタンパク質のなかでコレステロール含有量が最も多く，末梢組織にコレステロールを運搬する働きをもつ。LDL中に含まれる

コレステロールを LDL コレステロールといい，悪玉コレステロールと称され，動脈硬化の危険因子として指摘されている。

LDL 受容体欠損症は家族性高コレステロール血症と呼ばれ，特にホモ欠損症では総コレステロール値が上昇し虚血性心疾患などの重篤な動脈硬化症に陥る。近年，小型だが比重の高い LDL（Small dense LDL）が血管壁に浸透しやすく，虚血性心疾患に関与していることもわかってきた。

6.3.4 HDL

HDL は肝臓や小腸で合成され，最も粒子サイズが小さく，TG 含有量が少なくアポタンパク質含有量が多い。HDL は血管内皮など末梢組織に蓄積したコレステロールを肝臓に運ぶ働きがある。結果として動脈硬化を抑える働きをするので，抗動脈性硬化因子として善玉コレステロールとも呼ばれている。VLDL や LDL は肝臓からほかの臓器に TG やコレステロールを運び，HDL は逆にほかの臓器から肝臓にコレステロールを運ぶ。

また，HDL は末梢コレステロールをコレステロールエステル転移タンパク（CETP：Cholesteryl ester transfer protein）により LDL や IDL に渡し，肝臓の LDL 受容体より末梢コレステロールを運搬仲介することもわかってきた。

◆参　考◆

メタボリックシンドローム

内臓脂肪型肥満をきっかけに脂質異常，高血糖，高血圧となる状態をいう。本邦では，2005 年に日本内科学会などの医学系の学会が合同でメタボリックシンドロームの診断基準を策定した。内臓脂肪の蓄積があり，かつ血圧，血糖，血清脂質のうち 2 つ以上が基準値から外れている状態をメタボリックシンドロームとする。

〈必須項目〉

ウエスト周囲径　男性 ≥ 85 cm，女性 ≥ 90 cm

〈選択項目：3 項目のうち 2 項目以上〉

1. 血中トリグリセリド値　　　　150 mg/dL 以上
   血中 HDL コレステロール値　40 mg/dL 未満
   　　　　　　　　　　　　　　いずれか，または両方

2. 収縮期（最大）血圧　　　　　130 mmHg 以上
   拡張期（最小）血圧　　　　　85 mmHg 未満
   　　　　　　　　　　　　　　いずれか，または両方

3. 空腹時高血糖　　　　　　　　110 mg/dL 以上

1. 3つの脂肪酸をそれぞれR_1COOH, R_2COOH, R_3COOHとした中性脂肪を化学式で描きなさい。

2. グリセロール代謝を構造式で描き（図6.7），解糖系，クエン酸回路へと続く経路を描きなさい。

3. β酸化（図6.9）を構造式で描きなさい。

確認問題

1. 中性脂肪は3価のアルコールである（　①　）に脂肪酸3つが（　②　）結合したものである。中性脂肪は膵臓の（　③　）という酵素により分解される。

2. 必須脂肪酸は植物性の脂質に多いn-6系の（　①　）とn-3系の（　②　）および（　③　）である。

3. コレステロールは（　①　）骨格をもち，主に（　②　）で作られる。その出発物質は（　③　）である。

4. リン脂質は（　①　）を構成する主要な脂質で，（　②　）脂質と（　③　）脂質に分けられる。

5. 過剰に摂取された糖質は（　①　）を経てマロニルCoAから脂肪酸に合成される。この反応は（　②　）で行われ，その際（　③　）を必要とする。

6. 脂肪酸の分解はミトコンドリアで行われる（　①　）である。（　①　）が1回転すると（　②　），（　③　）および（　④　）がそれぞれ1分子ずつ生成される。（　②　），（　③　）は（　⑤　）に運ばれ，（　④　）は（　⑥　）で代謝される。

7. ケトン体には（　①　），3-ヒドロキシ酪酸，（　②　）がある。飢餓状態などで脂肪酸の分解が活発となり（　③　）が余剰となり，ケトン体が生成される。

8. 脂肪酸であるパルミチン酸（C16）3つからなる中性脂肪が1モル代謝されると，何モルのATPが生成されるか。

第 7 章
アミノ酸，タンパク質と代謝

　　タンパク質は生命維持活動に重要な役割を果たしており，細胞の乾燥重量の
およそ 50 ％を占めている。タンパク質を構成しているのがアミノ酸であり，窒
素を含有する化合物でもある。

学習目的
　　タンパク質は一次から四次までの複雑な構造をしているが，基本的にはアミ
ノ酸がペプチド結合したものである。アミノ酸の分類と性質および必須アミノ
酸について知り，アミノ酸の代謝については有毒なアンモニアの処理について
学ぶ。

学習内容
1. アミノ酸
　　必須アミノ酸，非必須アミノ酸
2. アミノ酸代謝
　　アミノ基転移反応，脱アミノ反応，尿素回路
3. アミノ酸の炭素骨格の代謝
　　糖原性アミノ酸，ケト原性アミノ酸
4. タンパク質
　　タンパク質の構造（一次構造，二次構造，三次構造，四次構造），タンパク質
の変性

7.1
アミノ酸

　食事によるタンパク質の主要な役割はアミノ酸の供給にある。タンパク質はアミノ酸に分解されて，アミノ酸の一部は再びタンパク質合成に利用されるが，残りのアミノ酸は脱アミノ反応を受けたのちに分解される。

　アミノ酸はタンパク質の構成成分であり**20種類**ある（表7.1）。アミノ酸はアミノ基（-NH₂）とカルボキシル基（-COOH）をもつ。カルボキシル基が結合している炭素を α 炭素と呼び，アミノ基が結合したアミノ酸が **α-アミノ酸**である（図7.1）。

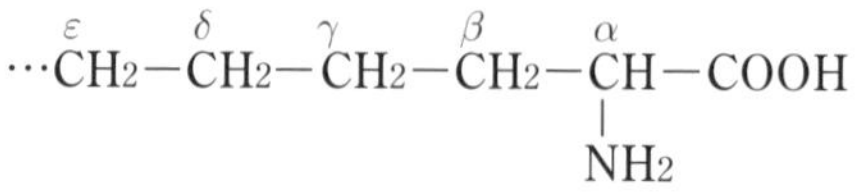

$$\cdots\overset{\varepsilon}{C}H_2-\overset{\delta}{C}H_2-\overset{\gamma}{C}H_2-\overset{\beta}{C}H_2-\overset{\alpha}{C}H-COOH$$
$$\underset{NH_2}{|}$$

図7.1　α-アミノ酸

7.1.1　必須アミノ酸

　タンパク質の構成成分となるアミノ酸は，生体内で合成できないものは必須アミノ酸と呼ばれ，以下の9種類がある。

　　ヒスチジン，リジン，バリン，ロイシン，イソロイシン，トレオニン，メチオニン，フェニルアラニン，トリプトファン

これらのアミノ酸は食物から摂取する必要がある。

7.1.2　非必須アミノ酸

　非必須アミノ酸は11種類あり体内で生合成される。多くの場合，その材料となるのは2-オキソ酸で，クエン酸回路の中間体から供給される。

（1）アスパラギン酸

アミノ基転移反応によりオキサロ酢酸から生合成される。

　　オキサロ酢酸 ＋ グルタミン酸　⇔　アスパラギン酸 ＋ α-ケトグルタル酸

（2）グルタミン酸

α-オキソグルタル酸へのアミノ基転移反応により生合成される。ま

た，グルタミン酸デヒドロゲナーゼによるアンモニア固定反応で合成される。

アスパラギン酸 $+\alpha$-ケトグルタル酸 $\Leftrightarrow$ オキサロ酢酸 $+$ グルタミン酸

α-ケトグルタル酸 $+NH_3+NADPH+H^+$ $\Leftrightarrow$ グルタミン酸 $+NADP^++H_2O$

(3) アルギニン

塩基性アミノ酸で，タンパク質を構成するアミノ酸としては最も塩基性が高い。アミノ酸代謝の尿素回路から生成される。

(4) グリシン

セリンから生合成される。最も分子量が小さいアミノ酸で，赤血球中のヘモグロビンを構成するタンパク質であるヘムもグリシンを素材として合成される。

セリン $+$ テトラヒドロ葉酸 $\Leftrightarrow$ グリシン $+$ メイレンテトラヒドロ葉酸

(5) アラニン

アミノ基転移反応によりピルビン酸から生合成される。グリシンに次ぎ分子量が小さいアミノ酸である。

ピルビン酸 $+$ グルタミン酸 $\Leftrightarrow$ アラニン $+\alpha$-ケトグルタル酸

(6) アスパラギン

アスパラギン酸にグルタミンのアミド基（$-CO-NH_2$）を転移させることで生合成される。

アスパラギン酸 $+$ グルタミン $+ATP+H_2O$ $\Leftrightarrow$ アスパラギン $+$ グルタミン酸 $+AMP+PPi$

(7) グルタミン

グルタミン酸をアミド化することで生合成される。

グルタミン酸 $+NH_3+ATP$ $\Leftrightarrow$ グルタミン $+ADP+Pi$

(8) セリン

解糖系の中間体である3-ホスホグリセリン酸がホスホグリセリン酸デヒドロゲナーゼにより3-ホスホヒドロキシピルビン酸に，続いてホスホセリンアミノトランスフェラーゼによりアミノ基が転移されて3-ホスホセリンに，さらにホスホセリンホスファターゼによりセリンとなる。

$$3\text{-ホスホヒドロキシピルビン酸} + \text{グルタミン酸} \rightarrow 3\text{-ホスホセリン} + \alpha\text{-ケトグルタル酸}$$

$$3\text{-ホスホセリン} + H_2O \rightarrow \text{セリン} + Pi$$

(9) システイン

必須アミノ酸のメチオニンから生合成される。メチオニンの代謝過程で生成するホモシステインがセリンと縮合してシスタチオニンを生成し，続いてシスタチオナーゼによりシステインとα-ケト酪酸に分解される。

$$\text{メチオニン} \rightarrow s\text{-アデノシルメチオニン} \rightarrow \text{ホモシステイン} + \text{セリン} \rightarrow \text{シスタチオニン} \rightarrow \text{システイン} + \alpha\text{-ケト酪酸} + NH_3$$

(10) チロシン

必須アミノ酸のフェニルアラニンから生合成される。

$$\text{フェニルアラニン} + \text{テトラヒドロビオプテリン} + O_2 \rightarrow \text{チロシン} + \text{ヒドロビオプテリン} + H_2O$$

(11) プロリン

グルタミン酸から生合成される。

$$\text{グルタミン酸} \rightarrow \text{グルタミン酸}\,\gamma\text{-セミアルデヒド} \rightarrow \text{ピロリン 5-カルボン酸} \rightarrow \text{プロリン}$$

表 7.1　アミノ酸 20 種類

$$\left[\begin{array}{c} \text{H} \\ ^-\text{OOC}-\overset{|}{\underset{|}{\text{C}}}-\text{R} \\ \text{NH}_3^+ \end{array} \right]$$

アミノ酸の分類			側鎖 R の構造式
酸性	アスパラギン酸		$-\text{CH}_2-\text{COO}^-$
	グルタミン酸		$-\text{CH}_2-\text{CH}_2-\text{COO}^-$
塩基性	アルギニン		$-(\text{CH}_2)_3-\text{NH}-\text{C}\overset{\text{NH}_2}{\underset{\text{NH}_2^+}{}}$
	ヒスチジン※		$-\text{CH}_2-\text{C}=\text{CH}$ ，$\text{HN}-\text{C}-\text{NH}^+$ ，$\overset{|}{\text{H}}$
	リジン※		$-(\text{CH}_2)_4-\text{NH}_3^+$
中性	脂肪族	グリシン	$-\text{H}$
		アラニン	$-\text{CH}_3$
		分岐鎖 バリン※	$-\text{CH}\overset{\text{CH}_3}{\underset{\text{CH}_3}{}}$
		分岐鎖 ロイシン※	$-\text{CH}_2-\text{CH}\overset{\text{CH}_3}{\underset{\text{CH}_3}{}}$
		分岐鎖 イソロイシン※	$-\text{CH}\overset{\text{CH}_3}{\underset{\text{CH}_2-\text{CH}_3}{}}$
	酸アミド	アスパラギン	$-\text{CH}_2-\text{C}\overset{\text{NH}_2}{\underset{\text{O}}{}}$
		グルタミン	$-\text{CH}_2-\text{CH}_2-\text{C}\overset{\text{NH}_2}{\underset{\text{O}}{}}$
	ヒドロキシ	セリン	$-\text{CH}_2-\text{OH}$
		トレオニン※	$-\text{CH}\overset{\text{OH}}{\underset{\text{CH}_3}{}}$
	含硫	メチオニン※	$-\text{CH}_2-\text{CH}_2-\text{S}-\text{CH}_3$
		システイン	$-\text{CH}_2-\text{SH}$
	芳香族	フェルニルアラニン※	$-\text{CH}_2-\bigcirc$
		チロシン	$-\text{CH}_2-\bigcirc-\text{OH}$
		トリプトファン※	$-\text{CH}_2-\text{C}$ ，$\text{HC}\overset{}{\underset{\text{N}}{}}$ ，$\overset{|}{\text{H}}$
	イミノ酸	プロリン	$^-\text{OOC}-\overset{\text{H}}{\underset{}{\text{C}}}\overset{\text{H}_2}{\underset{}{\text{C}}}-\text{CH}_2$ ，$\text{N}-\text{CH}_2$ ，H_2^+

※ 必須アミノ酸

7.2

アミノ酸と代謝

　アミノ酸の分解は，アミノ基の窒素の代謝と残りの炭素骨格の代謝に分けることができる。アミノ基の窒素代謝では有毒なアンモニア（NH_3）が生成されるが，肝臓で無毒な尿素に代謝され尿中に排泄される。この反応はアミノ酸の脱アミノ反応（アミノ基転移反応と酸化的脱アミノ反応）と尿素回路からなる。

　一方，炭素骨格は最終的にはクエン酸回路で二酸化炭素と水になり，二酸化炭素は呼気で排出される。また，糖原性アミノ酸の炭素骨格は糖新生に利用され，ケト原性アミノ酸の炭素骨格は脂肪酸合成に利用される。

✚ 7.2.1　脱アミノ反応

（1）アミノ基転移反応

　アミノ酸のアミノ基をグルタミン酸に統合する。この反応を**アミノ基転移反応**と呼ぶ（図7.2）。大部分のアミノ酸はトランスアミナーゼによりアミノ基を 2-オキソグルタル酸（α-ケトグルタル酸）に渡し，自身は 2-オキソ酸（α-ケト酸）となり，2-オキソグルタル酸はグルタミン酸となる。この反応は可逆的でビタミン B_6 の誘導体であるピリドキサールリン酸を補酵素とする。

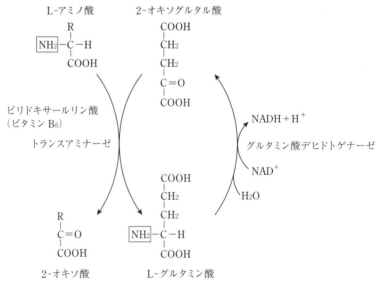

図7.2　アミノ基転移反応と酸化的脱アミノ反応

哺乳類では，トランスアミナーゼのうち最も活性が高いのが**アスパラギン酸トランスアミナーゼ**（**AST**：Aspartate transaminase），別名**グルタミン酸オキサロ酢酸トランスアミナーゼ**（**GOT**：Glutamic-oxaloacetic transaminase）で，特に**肝臓**と**心臓**で活性が高く，以下の反応を触媒する。

アスパラギン酸＋2-オキソグルタル酸　⇔　オキサロ酢酸＋グルタミン酸

また，**アラニントランスアミナーゼ**（**ALT**：Alanin transaminase），別名**グルタミン酸ピルビン酸トランスアミナーゼ**（**GPT**：Glutamic-pyruvic transaminase）も**肝臓**で活性が高く，以下の反応を触媒する。

アラニン＋2-オキソグルタル酸　⇔　ピルビン酸＋グルタル酸

これら AST（GOT）や ALT（GPT）は肝臓や心臓の細胞内に存在するが，心筋梗塞や急性肝炎などの疾患時に血中に出てくるため，血中の AST，ALT を測定することで，診断や治療経過観察ができる重要な検査となる。

(2) 酸化的脱アミノ反応（アンモニアの生成）

アミノ基転移反応により2-オキソグルタル酸に渡されたアミノ基は，ミトコンドリアに存在するグルタミン酸デヒドロゲナーゼにより**酸化的脱アミノ反応**を受けてアンモニア（NH_3）を遊離する。この反応にはNAD^+ または $NADP^+$ を補酵素とする。同時に産生される α-オキソグルタル酸はクエン酸回路で代謝されるか，あるいは再度アミノ基転移反応でアミノ基受容体として利用される。

グルタミン酸＋H_2O＋$NAD(P)^+$　⇔　2-オキソグルタル酸＋NH_3＋$NAD(P)H$＋H^+

7.2.2　尿素回路

アミノ酸のアミノ基転移反応，酸化的脱アミノ反応により遊離したアンモニアは毒性が強いため，肝臓で無毒な**尿素**に変えられたのち尿として排泄される。この代謝は肝細胞の細胞質とミトコンドリアにまたがり尿素回路と呼ばれる（図 7.3）。

尿素回路では，アンモニア，HCO_3^-（CO_2）とアスパラギン酸のアミノ窒素（$-NH_2$）から尿素が生成される。この回路では3分子の ATPが消費される。反応には5種類の酵素と6種類のアミノ酸（N-アセチルグルタミン酸，シトルリン，アスパラギン酸，アルギノコハク酸，アルギニン，オルニチン）が関与する。

肝硬変や肝臓癌などにより肝臓の機能が低下すると尿素回路も回転しにくくなり，血中アンモニア濃度が上昇すると脳機能を侵し肝性昏睡の原因となる。また，腎臓の機能が低下すると尿素の排泄も低下するため，血中尿素窒素値（BUN：Blood urea nitrogen）が上昇する。

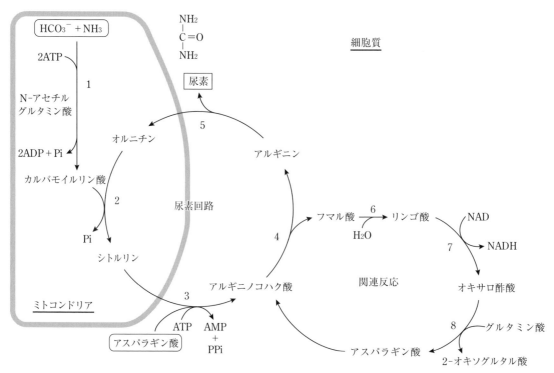

1. カルバモイルリン酸シンターゼ I
2. オルニチンカルバモイルトランスフェラーゼ
3. アルギニノコハク酸シンターゼ
4. アルギニノコハク酸リアーゼ
5. アルギニナーゼ
6. フマラーゼ
7. リンゴ酸デヒドロゲナーゼ
8. アスパラギン酸トランスアミナーゼ（AST）

図 7.3　尿素回路と関連反応

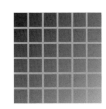

7.3

アミノ酸の炭素骨格の代謝

7.3.1　糖原性アミノ酸，ケト原性アミノ酸

アミノ酸は脱アミノ反応後，ケトン体や脂肪酸合成に利用されるケト原性アミノ酸と糖新生に利用される糖原性アミノ酸およびケトン体，糖新生の両方に利用される糖原性・ケト原性アミノ酸の3つに分類される。

糖原性アミノ酸：アミノ酸20種類のうち以下の6種類以外のアミノ酸（グリシン，アラニン，バリン，アスパラギン，グルタミン，セリン，トレオニン，メチオニン，システイン，プロリン，アスパラギン酸，グルタミン酸，アルギニン，ヒスチジン）

ケト原性アミノ酸：リジン，ロイシン

糖原性・ケト原性アミノ酸：イソロイシン，フェニルアラニン，チロシン，トリプトファン

7.3.2　アミノ酸とクエン酸回路

アミノ基が外れたのちのアミノ酸炭素骨格の代謝は，それぞれのアミノ酸により異なる経路を辿るが，最終的にはクエン酸回路に入り水と二酸化炭素に分解されるか，糖新生あるいは脂肪酸合成に利用される（図7.4）。クエン酸回路に入って代謝されるとエネルギーとしてATPが生成する。

アミノ酸炭素骨格がクエン酸回路に入る経路は，①アセチルCoA，②2-オキソグルタル酸，③スクシニルCoA，④オキサロ酢酸に分けられる。なお，フェニルアラニンとチロシンはアセチルCoAとフマル酸に変化しクエン酸に入る。

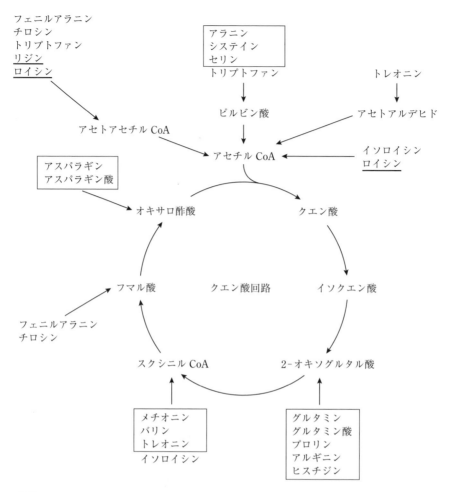

フェニルアラニン
チロシン
トリプトファン
リジン
ロイシン

アラニン
システイン
セリン
トリプトファン

トレオニン

ピルビン酸

アセトアルデヒド

アセトアセチル CoA

アセチル CoA

イソロイシン
ロイシン

アスパラギン
アスパラギン酸

オキサロ酢酸

クエン酸

フマル酸

クエン酸回路

イソクエン酸

フェニルアラニン
チロシン

スクシニル CoA

2-オキソグルタル酸

メチオニン
バリン
トレオニン
イソロイシン

グルタミン
グルタミン酸
プロリン
アルギニン
ヒスチジン

☐：糖原性　　──：ケト原性　　なし：糖原性・ケト原性

図 7.4　アミノ酸炭素骨格の代謝

7.4

アミノ酸から合成される生体物質

アミノ酸はタンパク質の合成に用いられたり，その炭素骨格はグルコースの生成（糖新生）や脂質の合成に用いられたり，また，エネルギー源としても利用される。このような働き以外にも個々のアミノ酸は代謝を受けて多くの窒素化合物に変わり，生体内で重要な機能を担っている。その代表的なものを示す。

7.4.1　ヘム

赤血球中のヘモグロビンは酸素運搬に関与するヘムというタンパク質を含む。ヘムはアミノ酸であるグリシンとスクシニルCoAを基質として，ピリドキサールリン酸（ビタミンB_6，図5.3参照）を補酵素とするδ-アミノレブリン酸合成酵素により合成が始まる。2分子のδ-アミノレブリン酸が縮合しポルフォリノーゲンを生じ，さらに4分子のポルフォリノーゲンが縮合することでプロトポルフィリンが生成され，これに鉄イオンが取り込まれてヘムになる。

ヘムの代謝では鉄と胆汁色素が生じ，胆汁色素の主成分であるビリルビンは肝臓に取り込まれたのち，グルクロン酸抱合を受け胆汁中に分泌される。

7.4.2　クレアチン，クレアチニン

クレアチンはグリシン，アルギニン，S-アデノシルメチオニンの3つのアミノ酸を素材として合成される。まず，腎臓でアルギニンのアミジン基がグリシンに転移されてオルニチンとグアニジノ酢酸が生成される。次に肝臓でS-アデノシルメチオニンのメチル基がグアニジノ酢酸に転移されることでクレアチンが生成される。

クレアチンは筋肉に取り込まれてクレアチンキナーゼ（CK）とATPによりリン酸化を受け，高エネルギーリン酸化合物であるクレアチンリン酸となる。

クレアチンリン酸は，代謝回転の激しい筋肉などにおいてATPを再合成するための高エネルギー化合物しての貯蔵物質としてエネルギー供給源の役割を果たす。筋肉では平静時，ATP濃度が高いとクレアチンリン酸の合成が進むが，運動時はATPが分解されADPを生じると，CKによりクレアチンリン酸とADPからすばやくATPが再合成される。

$$\text{クレアチン} + \text{ATP} \overset{\text{CK}}{\Leftrightarrow} \text{クレアチンリン酸} + \text{ADP}$$

　クレアチンリン酸は非酵素的にクレアチニンに変わり，腎臓の糸球体でろ過されて尿中に排泄される。

7.4.3　アドレナリン

　アドレナリンはドパミン，ノルアドレナリンとともにカテコール骨格を有するカテコールアミンと呼ばれ，チロシンから合成される（図7.5）。

　チロシン　→　レボドパ（L-ドパ）→　ドパミン　→　ノルアドレナリン　→　アドレナリン

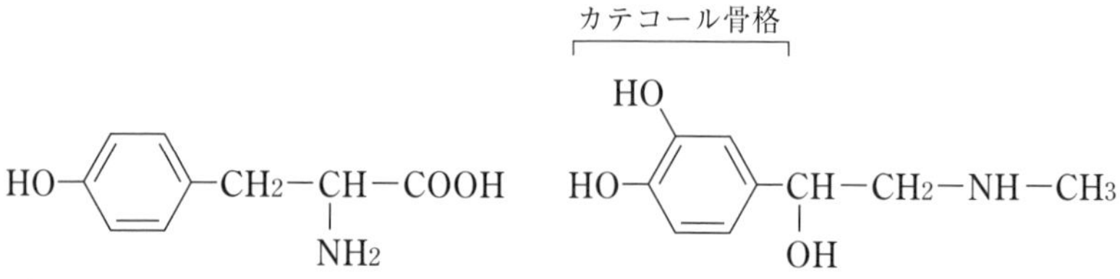

図7.5　チロシンとアドレナリン

7.4.4　セロトニン

　脳内の伝達物質であるセロトニンは必須アミノ酸のトリプトファンから合成される。アミノ基を1つ含む神経伝達物質をモノアミンといい，セロトニン，ヒスタミン，ドパミン，ノルアドレナリン，アドレナリンがある。

7.4.5　ヒスタミン

　ヒスタミンは血管透過性の亢進，血管拡張，胃酸分泌促進などの生理活性を有する物質で，中枢では神経伝達物質でもある。ヒスタミンは必須アミノ酸であるヒスチジンから合成され，肥満細胞や白血球の好塩基球などに貯えられる。抗原となる物質が体内に侵入すると肥満細胞内のヒスタミンが放出され，アレルギー反応が生じる。

7.4.6　γ-アミノ酪酸

　γ-アミノ酪酸（GABA）は脳内においてグルタミン酸から合成され，中枢神経系における抑制系の神経伝達物質として作用する。GABA がシナプスにある GABA 受容体に結合することで神経細胞の活動性が低下し，鎮静，抗痙攣，抗不安作用がみられる。

7.5

タンパク質

α-アミノ酸のカルボキシル基とほかの α-アミノ酸のアミノ基から水分子が取れて（脱水），**ペプチド**結合が形成される（図7.6）。タンパク質は多くのペプチド結合をもった高分子化合物である。タンパク質を構成しているアミノ酸の数および配列順序はタンパク質の生理機能に密接に関連しており，アミノ酸の配列が変わると立体構造も変わり生理活性に影響を及ぼす。アミノ酸のこのような構造を高次構造と呼ぶ。

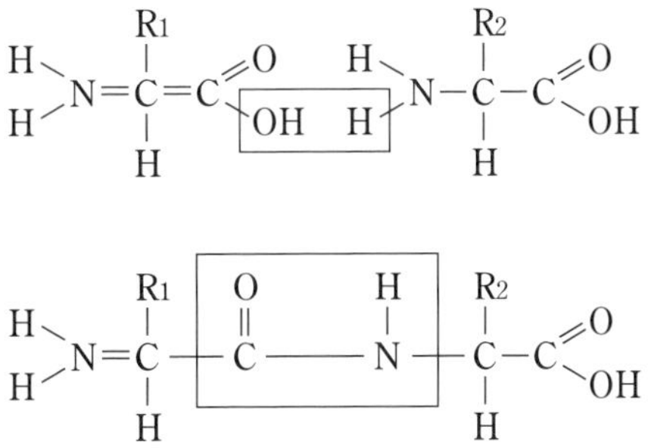

ペプチド結合

図7.6　アミノ酸のペプチド結合

7.5.1　タンパク質の種類

タンパク質はアミノ酸のみで構成されている単純タンパク質とアミノ酸以外の成分を含む複合タンパク質がある。単純タンパク質には，アルブミンやグロブリン，コラーゲンやケラチン，筋肉の構成成分であるミオシンなどがあり，複合タンパク質には，糖タンパク質のムチン，金属タンパク質のヘモグロビン，コレステロールの運搬に関与するリポタンパク質などがある。

7.5.2　タンパク質の構造

タンパク質はさまざまな立体構造を形成することでその機能を発揮する。タンパク質の構造は一次構造から四次構造まで存在する。

（1）一次構造

一次構造はアミノ酸配列のことでポリペプチド鎖をいう。アミノ酸配列は遺伝子の情報により決められる。通常，アミノ基を左側に，カルボ

キシル基を右側に記載し，アミノ基の最末端を N 末端，カルボキシル
基の最末端を C 末端と呼ぶ。

(2) 二次構造

　二次構造は直線的な構造ではなく，α ヘリックス（らせん構造），β
構造（β シート状構造），そのいずれでもない構造（ランダムコイル）
がある（図 7.7）。α ヘリックスはらせん構造をとっており，各アミノ酸
のカルボニル基のカルボニル酸素とアミノ基のアミド水素がらせん軸に
平行に水素結合して安定した構造をとっている（ポリペプチド鎖内での
水素結合）。β シートはポリペプチドがシート型に折り重なっており，
アミノ酸のカルボニル酸素とアミド水素が水素結合して安定した構造を
とっている（ポリペプチド鎖間の水素結合）。

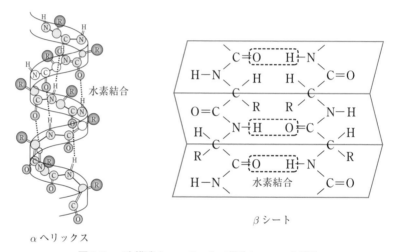

図 7.7　二次構造の α ヘリックス構造と β シート構造

(3) 三次構造

　三次構造は二次構造をとったアミノ酸の側鎖が相互作用により三次元
的に折りたたまれて，より複雑な立体構造をとる（図 7.8）。通常，球状
あるいはそれに近い構造をとる。疎水性アミノ酸の側鎖は水を避けてタ
ンパク質の内部に入り込み，疎水性の側鎖側で集合体を形成する（疎
水性相互作用）。一方，親水性アミノ酸の側鎖はタンパク質の表面に並
び，側鎖に正の荷電のあるものは負の荷電のものとイオン結合し，側鎖
に極性のあるものはほかの極性にあるものと静電引力により水素結合を
形成する。また，システイン残基（SH 基）は別のシステイン残基とジ
スルフィド結合（S-S 結合）を形成する。このように，三次構造はアミ
ノ酸側鎖間で，疎水性相互作用，静電結合（イオン結合），水素結合，
S-S 結合により安定化した構造となる。

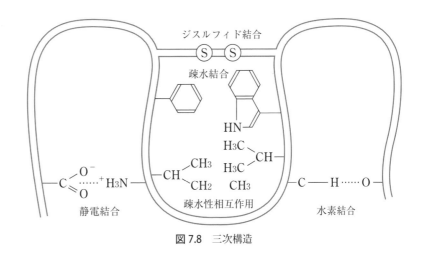

図7.8　三次構造

(4) 四次構造

　一次〜三次構造までは，1本のポリペプチド鎖の構造であるが，四次構造は複数のポリペプチド鎖が水素結合，疎水性相互作用，イオン結合などの非共有結合による構造である。四次構造を構成する1つのポリペプチド鎖をサブユニットといい，その数により二量体，三量体，四量体という。ヘモグロビンは四次構造の代表的なタンパク質であり，141個のアミノ酸からなる α サブユニットと146個のアミノ酸からなる β サブユニットのそれぞれ2つずつからなる四量体構造をしている（図7.9）。

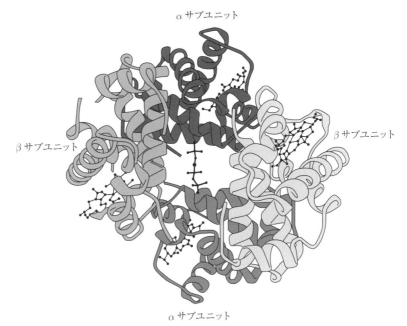

図7.9　ヘモグロビン

✚ 7.5.3 タンパク質の変性

　卵白を加熱すると白く固まるように，タンパク質を加熱や凝固させる
とタンパク質のペプチド結合は切断されることなく高次構造が破壊され
（一次構造は変化しない），その物性が変化してしまう。これを変性とい
う。原因には化学的原因や物理的原因など，さまざまなものがある。

1. アミノ酸の分類について，表 7.1 を参考にまとめなさい。

2. 脱アミノ反応について図 7.2 を写し，まとめなさい。

3. 尿素回路についてまとめなさい。

確認問題

1. タンパク質を構成しているアミノ酸は（　①　）-アミノ酸で，
（　②　）種類あり，このうち必須アミノ酸は（　③　）種類ある。

2. アミノ酸は酸性を示す（　①　）基と塩基性を示す（　②　）基
を有する。アミノ酸同士は（　①　）基と（　②　）基が（　③　）
結合して，より大きな分子となりタンパク質を形成する。

3. アミノ酸の脱アミノ反応は（　①　）反応と（　②　）反応から
なる。（　①　）では（　③　）が補酵素として働き，（　②　）
では NAD を補酵素とする（　④　）の作用により NH_3 が生じる。
アラニンは（　①　）反応により（　⑤　）となり，これを触媒
する酵素を（　⑥　）といい，アスパラギン酸は（　⑦　）とな
り，これを触媒する酵素を（　⑧　）という。

4. タンパク質の二次構造には，らせん状の（　①　），（　②　）構
造およびそのどちらにも属さない構造の（　③　）がある。

5. 熱や強酸，強塩基などによりタンパク質は物性が変化する。これ
を（　①　）という。これはタンパク質の生理活性に必要な高次
構造を支える（　②　）結合，疎水性相互作用，静電結合が破壊
されるためである。

第8章
核酸と代謝

核酸は細胞の核から分離された酸性の物質であるため核酸と名づけられた。核酸はデオキシリボ核酸（DNA）とリボ核酸（RNA）に分類され，遺伝情報の伝達やタンパク質の合成など，生命活動の最も重要な部分に関与する物質である。

学習目的

核酸の基本的構造であるヌクレオチド（糖，塩基，リン酸）を理解し，ヌクレオシドとの違いを知る。塩基にはプリン塩基（アデニン，グアニン）とピリミジン塩基（シトシン，ウラシル，チミン）があり，五炭糖にはリボースとデオキシリボースがある。

プリンヌクレオチドとピリミジンヌクレオチドは体内で合成される。また，それぞれの塩基は別々の経路で代謝されることを学ぶ。

学習内容

1. 核酸の構造

   プリン塩基，ピリミジン塩基，ヌクレオシド，ヌクレオチド

2. ヌクレオチドの合成

   新生経路による合成（プリンヌクレオチドの合成，ピリミジンヌクレオチドの合成）

3. ヌクレオチドの分解

   プリン塩基：尿酸

   ピリミジン塩基：アンモニア，CO_2

8.1

核酸の構造

　核酸は塩基と五炭糖にリン酸が結合した化合物で，**ヌクレオチド**と呼ばれる。塩基と五炭糖からなるものを**ヌクレオシド**と呼ぶ。核酸は五炭糖の違いにより，リボースを含む**リボ核酸**（**RNA**）とデオキシリボースを含む**デオキシリボ核酸**（**DNA**）に分類される（図8.1）。

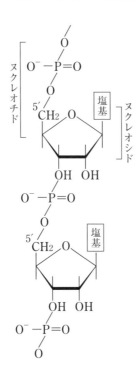

リボース　　　　　　デオキシリボース

塩基と糖の原子を区別するために塩基の原子を
1, 2, 3, …，糖の原子を1′, 2′, 3′, …と記す。

図8.1　核酸の構造

　DNA の構成は，

　　　塩基（アデニン，グアニン，シトシン，チミン）＋デオキシリボース＋リン酸

　RNA の構成は，

　　　塩基（アデニン，グアニン，シトシン，ウラシル）＋リボース＋リン酸

である。

　また，DNA は二本鎖であるが，多くの RNA は一本鎖である。RNA

は数種類あり，それぞれの役割がある。

（1）メッセンジャー RNA（mRNA）

核内で DNA から遺伝情報を写し取り，核外に出て細胞質にあるリボソームまでその情報を運ぶ役割をもつ。

（2）トランスファー RNA（tRNA）

mRNA が運んできた情報に合うアミノ酸をリボソームに運ぶ役割をもつ。

（3）リボソーム RNA（rRNA）

リボソームは RNA とタンパク質が複合体を形成した構造で，その構成 RNA がリボソーム RNA（rRNA）である。

◆**参　考**◆

───────────────────────────────

エルヴィン・シャルガフは二本鎖 DNA の塩基組成を調べ，アデニン（A）とチミン（T），グアニン（G）とシトシン（C）が等量含まれていることを発見し，その後，1953 年，ジェームズ・ワトソンとフランシス・クリックは分子模型を構築した手法で DNA の**二重らせん**構造を提唱した。このモデルは 10 ヌクレオチドごとに 1 回転する右巻きらせん構造をとる。

2 本の DNA 鎖間で互いに向き合う塩基同士は決まっており，A と T が 2 本の水素結合で，G と C が 3 本の水素結合で対になって結合している。これを**塩基対**という。このことより，二本鎖 DNA の片方の鎖の塩基配列がわかればほかの鎖の塩基配列も自動的に決まることになる。このような塩基対を作りうる塩基の組合せをもつ 2 本のヌクレオチド鎖を，互いに**相補的**であるという。この二重らせんモデルの提唱により，遺伝が DNA の複製によって起こることや塩基配列が遺伝情報を担っていることが説明できるようになり，1962 年，ワトソンとクリックはノーベル生理学・医学賞を受賞した。

➕ 8.1.1　塩基とヌクレオチド

塩基にはプリン塩基とピリミジン塩基があり，プリン塩基はアデニンとグアニン，その誘導体にキサンチン，ヒポキサンチンがあり，ピリミジン塩基にはシトシン，ウラシル，チミンがある。塩基の種類を図 8.2 に示す。また，表 8.1 に各ヌクレオシドとヌクレオチドを示す。ヌクレオチドは DNA や RNA の構成成分以外にも，NADH や FADH$_2$ などの補酵素や ATP の高エネルギーリン酸化合物の構成成分にもなっている。

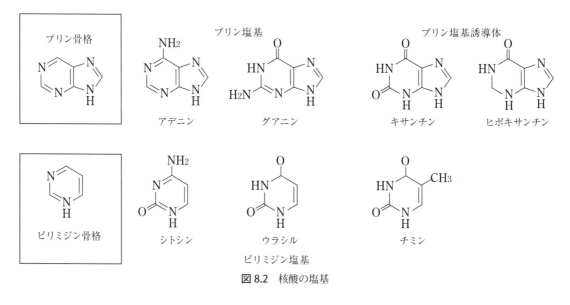

図 8.2　核酸の塩基

表 8.1　塩基，ヌクレオシド，ヌクレオチドの名称

塩基	ヌクレオシド	ヌクレオチド
アデニン	アデノシン	アデノシン一リン酸（AMP）
グアニン	グアノシン	グアノシン一リン酸（GMP）
キサンチン	キサントシン	キサントシン一リン酸（XMP）
ヒポオキサンチン	イノシン	イノシン一リン酸（IMP）
シトシン	シチジン	シチジン一リン酸（CMP）
ウラシル	ウリジン	ウリジン一リン酸（UMP）

✚ 8.1.2　APT と高エネルギーリン酸結合

　生体内のエネルギーは特定の反応に伴うエネルギーの変化により平衡に保たれている。反応系で起こる全エネルギー変化のうち，仕事に利用できるエネルギーを自由エネルギー変化（ΔG）という。ΔG が 0 のとき，反応系は平衡状態となる。

　物質が変換される際に自由エネルギーが放出される変化を発エルゴン反応といい，逆の変化を吸エルゴン反応という。生体内において発エルゴン反応と吸エルゴン反応は共役している。発エルゴン反応を吸エルゴン反応に共役させる仕組みは，発エルゴン反応の際に高エネルギー化合物が合成され，この高エネルギー化合物を吸エルゴン反応に利用することにより，発エルゴン過程から吸エルゴン過程に自由エネルギーを移行させることである。代表的な高エネルギー化合物の ATP は，生体内において重要な役割を担っている。

　ATP はプリン塩基のアデニンと五炭糖のリボースが結合したヌクレオシドであるアデノシンと 3 つのリン酸基からなる（図 8.3）。分子内の 2 つのリン酸基がリン酸無水結合でつながっており，この結合が高エネルギーリン酸結合である。これはリン酸基のリン酸無水結合の結合エネ

ルギーがほかの化合物と比べて大きいという意味ではなく，自由エネル
ギー変化が大きいという意味である。

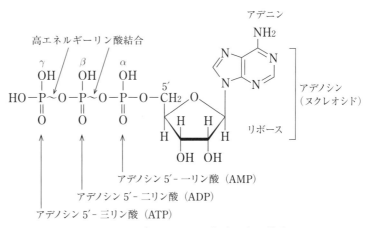

図 8.3 アデノシン三リン酸（ATP）の構造

8.2

ヌクレオチドの合成と分解

　食物中の核酸はさまざまな消化酵素により糖と塩基に分解されて，尿中に排泄されるなど，食物中の核酸が生体内でヌクレオチドとして利用されることはほとんどなく，生体内でヌクレオチドは種々の代謝産物から合成される。

　ヌクレオチドの生合成には，糖やアミノ酸などから塩基部分を合成する**新生経路**（*de novo* pathway）と，核酸の分解過程で生じる塩基を利用する**再利用経路**（salvage pathway）がある。ここでは新生経路について記す。一方，核酸の分解は，プリン塩基（アデニン，グアニン）は最終的に尿酸となり尿中に排泄され，ピリミジン塩基（シトシン，チミン，ウラシル）は β-アラニンや β-アミノイソ酪酸となり尿中に排泄されるか，二酸化炭素やアンモニア，水に分解される。

✚ 8.2.1　新生経路による合成

(1) プリンヌクレオチドの合成

　プリン塩基からなるヌクレオチドの合成は，解糖系のペントースリン酸回路から生成されるリボース 5-リン酸が ATP と反応し 5-ホスホリボシル 1-ピロリン酸（PRPP）が生成される（図8.4）。その後，種々の反応を経て塩基としてヒポキサンチンをもつイノシン $5'$-一リン酸（IMP）が合成される。その際，プリン骨格形成に必要な窒素（N）は 2 分子のグルタミン，グリシン，アスパラギン酸から供給される。生成した IMP にアスパラギン酸が供給されてアデノシン $5'$-一リン酸（AMP），さらにリン酸化を受けてアデノシン $5'$-二リン酸（ADP）やアデノシン $5'$-三リン酸（ATP）が生成される。また，IMP にグルタミンが供給されてグアノシン $5'$-一リン酸（GMP）が生成され，リン酸化を受けてグアノシン $5'$-二リン酸（GDP）やグアノシン $5'$-三リン酸（GTP）が生成される。

(2) ピリミジンヌクレオチドの合成

　ピリミジンヌクレオチドの合成は，CO_2（HCO_3^-）とグルタミンのアミド基からカルバモイルリン酸が生成され，アスパラギン酸が結合し，脱水素を受けてピリミジン環をもつオロト酸が生成する（図8.4）。オロト酸は PRPP と反応しオロチジン $5'$-一リン酸（OMP）となり，脱炭酸

されてウリジン 5′-一リン酸（UMP）となる。UMP がリン酸を受けウリジン 5′-二リン酸（UDP），さらにウリジン 5′-三リン酸（UTP）となる。UTP はさらにグルタミンからアミド基を受けてシチジン 5′-三リン酸（CTP）となる。

　ATP，GTP，UTP，CTP は RNA の構成成分となり，DNA は（1），（2）の代謝途中にある ADP，GDP，UDP，CDP から dATP，dGTP，dTTP，dCTP が合成され構成成分となる。

◆参　考◆

　核酸塩基に五炭糖のリボースが結合したものはリボヌクレオシド，デオキシリボースが結合したものはデオキシリボヌクレオシドと呼び，d の表記をする。ヌクレオチドも同じで，デオキシアデノシン二リン酸は dADP と表示する。

リボヌクレオシドとデオキシリボヌクレオシド

核酸塩基	リボヌクレオシド	デオキシリボヌクレオシド
アデニン（A）	アデノシン（A）	デオキシアデノシン（dA）
グアニン（G）	グアノシン（G）	デオキシグアノシン（dG）
シトシン（C）	シチジン（C）	デオキシシチジン（dC）
ウラシル（U）	ウリジン（U）	デオキシウリジン（dU）

デオキシリボヌクレオチド

核酸塩基	デオキシリボヌクレオチド（三リン酸）
アデニン（A）	デオキシアデノシン三リン酸（dATP）
グアニン（G）	デオキシグアノシン三リン酸（dGTP）
シトシン（C）	デオキシシチジン三リン酸（dCTP）
チミン（T）	デオキシチミジン三リン酸（dTTP）

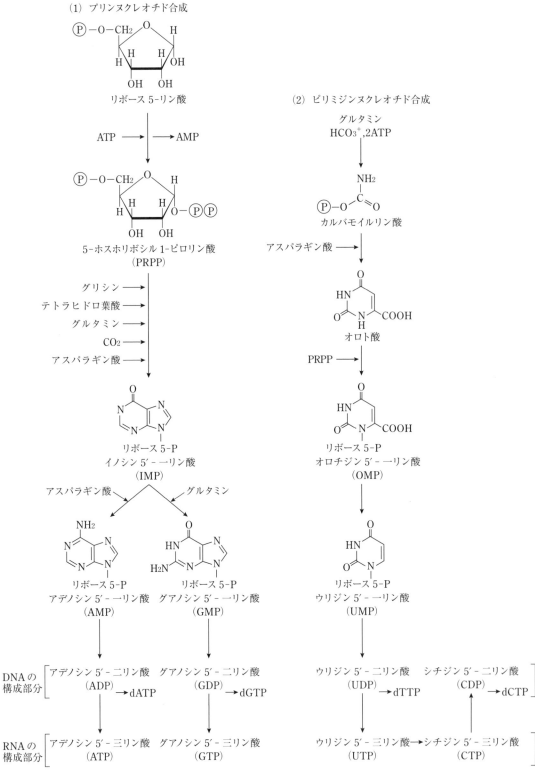

(1) プリンヌクレオチド合成

リボース 5-リン酸

ATP ⟶ ⟶ AMP

5-ホスホリボシル 1-ピロリン酸
(PRPP)

グリシン ⟶
テトラヒドロ葉酸 ⟶
グルタミン ⟶
CO_2 ⟶
アスパラギン酸 ⟶

リボース 5-P
イノシン 5′-一リン酸
(IMP)

アスパラギン酸   グルタミン

リボース 5-P
アデノシン 5′-一リン酸
(AMP)

リボース 5-P
グアノシン 5′-一リン酸
(GMP)

(2) ピリミジンヌクレオチド合成

グルタミン
HCO_3^+,2ATP

カルバモイルリン酸

アスパラギン酸 ⟶

オロト酸

PRPP ⟶

リボース 5-P
オロチジン 5′-一リン酸
(OMP)

リボース 5-P
ウリジン 5′-一リン酸
(UMP)

DNA の
構成部分
アデノシン 5′-二リン酸
(ADP) →dATP
グアノシン 5′-二リン酸
(GDP) →dGTP
ウリジン 5′-二リン酸
(UDP) →dTTP
シチジン 5′-二リン酸
(CDP) →dCTP

RNA の
構成部分
アデノシン 5′-三リン酸
(ATP)
グアノシン 5′-三リン酸
(GTP)
ウリジン 5′-三リン酸→シチジン 5′-三リン酸
(UTP)   (CTP)

図8.4　ヌクレオチドの合成

8.2.2 ヌクレオチドの分解

　プリンヌクレオチド，ピリミジンヌクレオチドのいずれも脱リン酸化されてヌクレオシドとなり，さらに五炭糖が外されて塩基となる（図8.5）。

　プリン塩基であるグアニンやヒポキサンチンはキサンチンを経て**尿酸**となり尿中へ排泄される。アデニンはヌクレオシドであるアデノシンがイノシンとなり，五炭糖が外れヒポキサンチンとなりキサンチンオキシダーゼにより酸化されてキサンチンに，さらに酸化を受けて**尿酸**に代謝される。一方，ピリミジン塩基のチミンは β-**アミノイソ酪酸**に，ウラシルは β-**アラニン**にそれぞれ代謝され，一部は尿中に排泄されるが，多くは **CO_2** と**アンモニア**にまで分解される。シトシンはヌクレオシドであるシチジンがウリジンとなり，五炭糖が外れウラシルとなり代謝される。

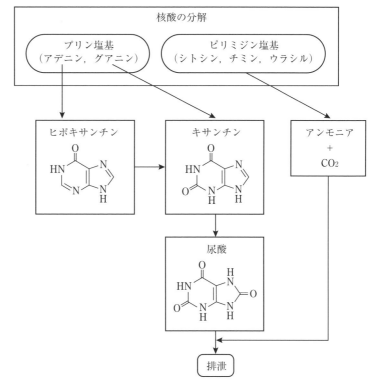

図 8.5　ヌクレオチドの分解

8.3

ヌクレオチドの代謝異常

■■

ヌクレオチドの代謝異常として，プリンヌクレオチドとピリミジンヌクレオチドに関して述べる。まず，プリンヌクレオチドの代謝異常の1つに高尿酸血症が知られる。プリンヌクレオチドにはATPがあり，ATPは種々の合成反応におけるエネルギー供給源として重要な役割を果たしている。プリンヌクレオチドが不足すると新生経路（*de novo* pathway）により産生され，過剰になると五炭糖とリン酸が分離してプリン塩基となり，プリン塩基は酸化されヒポキサンチン，キサンチンを経て尿酸となり尿中に排泄される。また，分解過程で生成した塩基に五炭糖とリン酸が結合し，再びヌクレオチドとなる再利用経路（salvage pathway）がある。

ピリミジンヌクレオチドの代謝異常にはリジン‐リン酸合成阻害によるオロト酸尿症がある。

✚ 8.3.1　高尿酸血症と痛風

血液中の尿酸値は $7.0\,\mathrm{mg/dL}$ までを正常値とし，この値を超えると高尿酸血症という。

痛風は尿酸の産生過剰や排泄低下により，血液中の尿酸値が上昇して血液に溶解する飽和濃度を超えると，組織内に尿酸が析出することにより起こる。痛風発作は尿酸ナトリウムが足の親指や付け根，また足首や膝などの関節腔に析出し，これにより炎症反応が生じて激痛が起こり歩行困難になる。慢性化すると皮下に尿酸の塊からなる痛風結節が生じ，また，腎臓の髄質に間質性腎炎の所見が出現し，長期に及ぶと腎機能障害も起こることが知られている。その他，尿路結石をはじめ，メタボリックシンドローム関連，高血圧・心疾患，悪性腫瘍，総死亡との関連も指摘されている。

痛風発作は夏場が多く，夜中から明け方に起こりやすい。これは就寝中には血圧が下がり血液循環が悪くなることや，1日のなかでも体温が下がりやすいためである。就寝前に飲水をすることは予防対策となる。

治療法として薬物治療がある。尿酸の産生過剰に対しては，ヒポキサンチンからキサンチンへと酸化される際の酵素であるキサンチンオキシダーゼを阻害するアロプリノールのような尿酸生成抑制剤が使用される。一方，尿酸排泄低下に対しては，尿酸は腎臓の近位尿細管から再吸

収されるので，その再吸収を抑制するプロベネシド，ベンズブロマロンのような尿酸排泄促進剤が使用される。また，激痛発作時の治療薬としてコルヒチンがある。コルヒチンは炎症部位での白血球の遊走を阻止し，炎症の増悪を抑制し激痛を緩和する。

8.3.2　オロト酸尿症

オロト酸はピリミジン塩基の *de novo* pathway の過程でカルバモイルリン酸とアスパラギン酸より合成される（図8.4）。生成したオロト酸はオロチジン 5′-―リン酸（OMP），ウリジン 5′-―リン酸（UMP）へと代謝されるが，この代謝を触媒する酵素のオロト酸ホスホリボシルトランスフェラーゼとオロチジン酸脱炭酸酵素の機能を併せもつウリジン 5′-―リン酸合成酵素（UMPS）の欠損によりオロト酸が増加し，尿中に排泄される。また，ホスホリボシルピロリン酸合成酵素欠損症などのプリン代謝異常症においても尿中オロト酸の排泄増加が認められる。

臨床像として巨赤芽球性貧血，オロト酸結晶尿，成長障害，腎症，心奇形，斜視，および反復性感染症などが知られる遺伝性疾患である。

1. DNA と RNA の構造と，RNA の種類と役割をまとめなさい。
2. ヌクレオチドの合成経路と分解経路についてまとめなさい。

確認問題

1. 核酸は（　①　）と五炭糖にリン酸が結合した化合物で（　②　）と呼ばれる。（　①　）と五炭糖からなるものを（　③　）と呼ぶ。（　①　）には（　④　）塩基と（　⑤　）塩基があり，（　④　）塩基にはアデニンとグアニン，（　⑤　）塩基にはシトシン，ウラシル，チミンがある。

2. DNA は（　①　）核酸といい，RNA は（　②　）核酸という。RNA には DNA から遺伝情報を写す（　③　）RNA，アミノ酸をリボソームに運ぶ（　④　）RNA，リボソームを作る（　⑤　）RNA がある。

3. ヌクレオチドの生合成には，糖やアミノ酸などから塩基部分を合成する（　①　）経路と核酸の分解過程で生じる塩基を利用する（　②　）経路がある。

4. プリン塩基からなるヌクレオチドの合成は，解糖系の（　①　）回路から生成される（　②　）が ATP と反応し 5-ホスホリボシル 1-ピロリン酸（PRPP）が生成し始まる。

5. 核酸の分解では，アデニン，グアニンの（　①　）塩基は最終的に（　②　）となり尿中に排泄される。また，シトシン，チミン，ウラシルなどの（　③　）塩基は β-（　④　）や β-アミノイソ酪酸となり尿中に排泄されるか，（　⑤　）や CO_2，水に分解される。

第9章
生化学に必要な化学の知識

　生体内におけるさまざまな代謝反応を化学的に説明するには化学の知識が必要となる。本章では生化学を学ぶうえで必要と思われる化学の知識について学ぶ。

学習目的
　糖質，脂質，タンパク質，核酸といった物質の構造やそれぞれの代謝において，物質同士の結合や化学反応を理解しながらみていくとより理解度が増す。

学習内容
1. 原子と原子価
　　炭素，水素，酸素，窒素の原子価（手の数）
2. モル濃度
　　溶質濃度の基本となるモル濃度
3. 官能基
　　水酸基（-OH），アルデヒド基（-CHO），カルボキシル基（-COOH），ケトン基（=CO），アミノ基（-NH₃），スルホ基（-SO₃H）
4. 酸化と還元
　　酸素の授受，水素の授受，電子の授受
5. 偏光と旋光
　　偏光と光学異性体

9.1

原子と原子価

　原子は物質を構成する最も基本的な粒子で，その半径は 10^{-10} m（0.1 $\times 10^{-9}=0.1$〔nm〕）程度で，質量は $10^{-24}\sim10^{-22}$ g 程度である。原子はその中心に正（＋）の電気を帯びた 1 個の原子核と，そのまわりに負（－）の電気を帯びた電子からなり，原子核は正の電気を帯びた陽子と，電気を帯びていない中性子からなるため正の電気を帯びている（図9.1）。また，陽子と電子の数は等しく，原子は電気的に中性になっており，陽子の数が原子番号となっている。質量は陽子の数と中性子の数の合計となる。

　たとえば炭素 C をみると，陽子数は 6 なので原子番号は 6，中性子数も 6 なので質量は 12 となる。

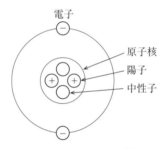

図 9.1 原子と原子核

　元素により共有結合に用いられる電子の数は決まっている。共有結合に用いられる電子の数を**原子価**という。ヒトの手にたとえると，原子価は結合する手の数ということになる。

　原子では原子核のまわりを電子がまわり，電子がまわる空間を電子殻という。原子核に近い内側から K 殻，L 殻，M 殻，…とすると，各電子殻に入る最大電子数は K 殻は 2，L 殻は 8，M 殻は 18，…となり，特に最外殻の電子を**価電子**と呼ぶ。

　原子番号 2 のヘリウム He，原子番号 10 のネオン Ne，原子番号 18 のアルゴン Ar などは最外殻に最大数の電子が入ったもので，大変安定しておりほかの原子とも結合しない。

表 9.1 原子と原子価

原子	原子番号	質量数	価電子数	原子価
水素 (H)	1	1	1	1
炭素 (C)	6	12	4	4
窒素 (N)	7	14	5	3
酸素 (O)	8	16	6	2

　共有結合は原子の最外殻の価電子うち不対電子を共有して結合する（図 9.2）。原子価はこの不対電子の数と等しい（周期表 1, 2, 13〜18 族）。

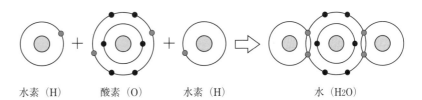

水素 (H)　　酸素 (O)　　水素 (H)　　　　水 (H₂O)

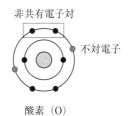

酸素 (O)

図 9.2　水の共有結合

9.2

モルとモル濃度

原子番号 6, 質量数 12 の炭素（C）の質量は 1.9926×10^{-23} g である。このようなきわめて小さい質量をもつ原子を 1 個ずつ扱うのは難しい。そこで，原子 6.02×10^{23} 個を集めて 1 つの集団として扱い，これを 1 モルと呼ぶ。

原子 6.02×10^{23} 個という数値は，質量数 12 の炭素原子 12 g に存在する炭素原子の数からきている。炭素 1 個の質量が 1.9926×10^{-23} g なら 6.02×10^{23} 個では 12 g となり，炭素 1 モルは 12 g となる。

9.2.1 原子 1 モルの質量

原子 1 モルの質量を g で表すと原子量となる。水素（H）1 個の質量は 1.7×10^{-24} g で原子 6.02×10^{23} 個では 1 g，すなわち水素原子 1 モルは 1 g となる。同様に，酸素原子（O）1 個の質量は 2.7×10^{-23} g で原子 6.02×10^{23} 個では 16 g，酸素原子 1 モルは 16 g となる。

いくつかの原子について表 9.2 にまとめた。

表 9.2　原子の質量と原子量

原子	原子 1 個の質量	原子 1 モルの質量 6.02×10^{23} 個	原子量
水素（H）	1.7×10^{-24} g	1.0 g	1.0
炭素（C）	2.0×10^{-23} g	12 g	12
酸素（O）	2.7×10^{-23} g	16 g	16
ナトリウム（Na）	3.8×10^{-23} g	23 g	23

9.2.2 分子 1 モルの質量

水分子は 2 個の水素原子と 1 個の酸素原子が結合した分子である。水 1 モルの質量は水素原子 2 モルの質量 2 g と酸素原子 1 モルの質量 16 g との和 18 g となる。また，CO_2 1 モルの質量は炭素原子 1 モルの 12 g と酸素原子 2 モルの $16 \times 2 = 32$〔g〕との和で 44 g となる。

このように分子を構成する原子の原子量の総和を分子量という。

9.2.3 モル濃度

溶液 1 L に溶けている溶質のモル数を示した濃度で，単位をモル/L で記す。

たとえば，水 1 L にブドウ糖 180 g が溶けている場合，ブドウ糖は分

子式が $C_6H_{12}O_6$ なので，炭素の質量 12〔g〕×6＋水素の質量 1〔g〕×12＋酸素の質量 16〔g〕×6＝72〔g〕＋12〔g〕＋96〔g〕＝180〔g〕が 1 モルとなる。したがって，このブドウ糖溶液の濃度は 1 モル/L となる。

また，水 1 L に NaCl が 0.0585 g 溶けている場合，NaCl は Na の質量23〔g〕＋Cl の質量 35.5〔g〕＝58.5〔g〕が 1 モルなので，0.0585〔g〕÷58.5〔g〕＝0.001〔モル〕＝1〔m モル（ミリモル）〕となる。

9.3

官能基

有機化合物の化学的性質を決める原子団を官能基という（表9.3）。

ヒドロキシル（ヒドロキシ）基（-OH 基）は炭化水素（C_nH_{2n+2}）に結合したアルコールとベンゼン環に結合したフェノールがある。同じ-OH 基が結合したものでも，アルコールは中性，フェノールは酸性を示す。

アルデヒド基は容易に酸化されるので還元剤になるが（RCHO＋（O）→ RCOOH），ケトン基は還元性を示さない。アルデヒド基の還元作用としてはフェーリング反応や銀鏡反応がある。

カルボキシル基（-COOH）をもつ化合物は酸性を示し（-COO$^-$ ＋H$^+$），アミノ基（-NH$_2$）は塩基性を示す。

ニトロ基を有するニトロ化合物には爆発性をもつ場合があり，トリニトロトルエンやニトログリセリン，ピクリン酸などは火薬の原料となる。

スルホ基は強酸性を示し，その陰イオンは水とよく水和するので染料や界面活性剤，また，強酸性陽イオン交換樹脂などに用いられる。

表9.3　官能基の種類

官能基		化学式
ヒドロキシル（ヒドロキシ）基		-OH
カルボニル基	アルデヒド基	-CHO
	ケトン基	$>C=O$
カルボキシル（カルボキシ）基		-COOH
ニトロ基		-NO$_2$
アミノ基		-NH$_2$
スルホ基		-SO$_3$H

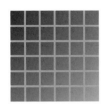

9.4

酸化と還元

9.4.1 酸素の授受と酸化還元

　銅線をバーナーで焼くと黒色の酸化銅（Ⅱ）CuO になる。次に，この酸化銅（Ⅱ）を熱いうちに水素を満たした容器に入れると，酸化銅（Ⅱ）は酸素を失ってもとの銅 Cu に戻る。このように物質が酸素と化合したとき，その物質は酸化されたといい，また，酸化物が酸素を失ったとき，その物質は還元されたという。

$$2Cu+O_2 \rightarrow 2CuO \quad （酸化）$$
$$CuO+H_2 \rightarrow Cu+H_2O \quad （還元）$$

9.4.2 水素の授受と酸化還元

　硫化水素に空気を混ぜて燃やすと硫黄 S の粒子が生じる。この反応では，硫化水素に酸素を反応させたので酸化といえるが，硫化水素は水素を失って硫黄 S になっている。このように，ある物質が水素を失う反応を酸化といい，逆に水素と結びつく反応を還元という。

$$2H_2S + O_2 \rightarrow 2S + 2H_2O$$

9.4.3 電子の授受と酸化還元

　銅が酸化されてできる酸化銅（Ⅱ）CuO はイオンが結合してできている。つまり，銅（Ⅱ）イオン Cu^{2+} と酸化物イオン O^{2-} が結合したもので，銅が酸化されて酸化銅（Ⅱ）CuO になると，銅原子から銅（Ⅱ）イオン Cu^{2+} に変化している。電子に注目すると，銅原子 Cu が電子を 2 個失って銅（Ⅱ）イオン Cu^{2+} になっている。酸素は酸化物イオン O^{2-} になっているので，電子が 2 個増えている。つまり，銅の酸化は銅から酸素に電子が移動する反応と考えることができる。また，酸化銅（Ⅱ）CuO の還元では水素から銅（Ⅱ）イオン Cu^{2+} に電子が移動している。

$$2Cu \rightarrow Cu^{2+} + 2e^-$$
$$O_2+4e^- \rightarrow O^{2-}$$
$$2Cu+O_2 \rightarrow 2CuO$$

一般に，原子が電子を失うことを酸化されるといい，原子が電子を得ることを還元されるという。この反応では Cu が電子を失い酸化され，O_2 が電子を得て還元されたことになる。このように，酸化還元反応は電子の授受であるので，電子を失う原子と電子を得る原子があり，酸化反応と還元反応は同時に起こっている。

9.5

偏光と旋光

光とは，電磁波のうちヒトの目で見える波長（可視光）で，電磁波の波長はおおよそ 380〜780 nm を可視光とすることが多い。この波長範囲の中では，短い波長では青，長い波長では赤というように，ヒトの目は色感で鋭敏に感じ取ることができる（表9.4）。

表9.4　可視光線の波長と色

波長〔nm〕	380〜450	450〜495	495〜570	570〜590	590〜620	620〜750
色	紫色	青色	緑色	黄色	橙色	赤色

光は波の性質をもっているのでその振幅には振動面がある。光が x 軸方向に進むときに，y 軸面に沿って振動する場合と z 軸面に沿って振動する場合をそれぞれ丸内の矢印で示した振動面を図9.3 に示す。太陽などの自然光はいくつもの振動面をもっているが，偏光は振動面が 1 方向の光である。

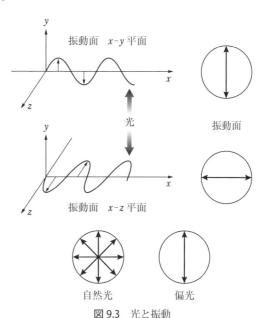

図9.3　光と振動

直線偏光がある物質中を通過した際に回転する現象を**旋光性**という。この偏光が通過する振動面を光の進行方向に向かって右に回転させる性質を**右旋性**（**D 体**），左に回転させる性質を**左旋性**（**L 体**）という。第3章で習った光学異性体はこの性質をもっている。

確認問題　解答

第1章　細胞の構造と機能

1. ① 60兆, ② 組織, ③ 器官, ④ 器官系
2. ① 細胞膜, ② 核, ③ ミトコンドリア, ④ リボソーム, ⑤ リソソーム, ⑥ 中心体
3. ① 遺伝暗号（コード）, ② 3, ③ コドン

第2章　栄養素の吸収と代謝

1. ① 1～2, ② ペプシン, ③ トリプシン, ④ ペプチド, ⑤ アミノペプチターゼ
2. ① 基礎代謝, ② 1 530, ③ 1 110, ④ 推定エネルギー必要量
3. $1\,000 \times 0.05 = 50$〔g〕　アトウォーターの係数よりブドウ糖1g は4 kcal
   したがって, 50〔g〕$\times 4$〔kcal/g〕$= 200$〔kcal〕

第3章　糖　質

1. ① アルデヒド, ② ケトン, ③ 2, ④ 水酸, ⑤ グリセルアルデヒド, ⑥ ジヒドロキシアセトン
2. ① 不斉炭素, ② 光学異性体
3. ① フルクトース, ② マンノース, ③ ガラクトース
4. ① 二糖類, ② グリコシド, ③ マルトース, ④ セロビオース, ⑤ スクロース, ⑥ ラクトース
5. ① アミロース, ② アミロペクチン, ③ デンプン, ④ グリコーゲン, ⑤ 肝臓

第4章　糖質と代謝

1. ① 細胞質, ② 2, ③ ピルビン酸, ④ ミトコンドリア, ⑤ 乳酸
2. ① ピルビン酸, ② NADH, ③ FDAH2, ④ 基質
3. ① グリコーゲン, ② 肝臓, ③ 筋肉
4. ① 糖新生, ② 乳酸, ③ 肝臓, ④ コリ

第5章　ビタミンと補酵素，酵素

1. ① チアミン，② チアミン二リン酸（チアミンピロリン酸），③ 脚気

2. ① リピドール，② リボフラビン

3. ① ピリドキサールリン酸，② トアンスアミナーゼ

4. ① シアノコバラミン，② 胃，③ 巨赤芽球性貧血

5. ① トリプトファン，② ニコチンアミドアデニンジヌクレオチド（NAD），③ ニコチンアミドアデニンジヌクレオチドリン酸（NADP），④ デヒドロゲナーゼ，⑤ 酸化還元，⑥ ペラグラ

6. ① レチノイド，② β-カロテン，③ ロドプシン，④ 夜盲症

7. ① ビタミンD_3，② 活性型，③ カルシウム，④ くる病

8. ① 肝臓，② プロトロンビン（第II因子），③ 血液凝固

9. ① タンパク質，② 活性中心，③ アロステリック，④ フィードバック

第6章　脂質と代謝

1. ① グリセロール，② エステル，③ リパーゼ

2. ① リノール酸，② α-リノレン酸，③ アラキドン酸

3. ① ステロイド，② 肝臓，③ アセチルCoA

4. ① 生体膜，② グリセロリン脂質，③ スフィンゴリン脂質

5. ① アセチルCoA，② 細胞質，③ NADPH

6. ① β酸化，② NADH，③ $FADH_2$，④ アセチルCoA，⑤ 電子伝達系，⑥ クエン酸回路

7. ① アセト酢酸，②アセトン，③ アセチルCoA

8. グリセロール1分子が代謝されると18.5ATP
パルミチン酸1分子が代謝されると108ATP－2ATP＝106ATP
（β酸化7回転で28ATP＋8アセチルCoAで80ATP－アシルCoAのために2ATP），パルミチン酸は3分子あるので106ATP×3＝318ATP
したがって，18.5ATP＋318ATP＝336.5ATP

第7章　アミノ酸，タンパク質と代謝

1. ① L，② 20，③ 9

2. ① カルボキシル，② アミノ，③ ペプチド

3. ① アミノ基転移，② 酸化的脱アミノ，③ ビタミンB_6，④ グルタミン酸デヒドロゲナーゼ，⑤ ピルビン酸，⑥ アラニントランスアミナーゼ（ALTまたはGPT），⑦ オキサロ酢酸，⑧ アスパ

ラギン酸トランスアミナーゼ（AST または GOT）

4. ① αヘリックス，② βシート，③ ランダムコイル

5. ① 変性，② 水素

第8章　核酸と代謝

1. ① 塩基，② ヌクレオチド，③ ヌクレオシド，④ プリン，⑤ ピ
リミジン

2. ① デオキシリボ核酸，② リボ核酸，③ メッセンジャー，④ ト
ランス，⑤ リボソーム

3. ① 新生（*de novo*），② 再利用（salvage）

4. ① ペントースリン酸，② NADPH

5. ① プリン，② 尿酸，③ ピリニジン，④ アラニン，⑤ NH_3

国家試験問題（臨床工学技士）

第2章　栄養素の吸収と代謝

2.1　日本人の成人男子（20～40歳）の基礎代謝量〔kcal/日〕に近いのはどれか。

  1. 1 000

  2. 1 500

  3. 2 000

  4. 2 500

  5. 3 000

2.2　嫌気的代謝と好気的代謝について**誤っている**のはどれか。

  1. 酸素が消費されるのは好気的代謝である。

  2. 一定量のブドウ糖から産生できる ATP 量が多いのは嫌気的代謝である。

  3. 化学反応のステップ数が多いのは好気的代謝である。

  4. ミトコンドリアの中で行われるのはブドウ糖の好気的代謝である。

  5. 不完全燃焼にたとえられるのは嫌気的代謝である。

2.3　正しいのはどれか。

  1. 糖質1gあたりの熱量は約4 kcal である。

  2. 糖質は分解されて二糖類として吸収される。

  3. アミノ酸は酸素の供給がないと乳酸に変わる。

  4. 安静座位で消費されるエネルギーを基礎代謝量という。

  5. 基礎代謝量は成人男子で約1 000 kcal/day である。

2.4　図は日本人の摂取エネルギーの栄養素別構成比の平均値（平成25年）を示す。栄養素の並び（左から右に配列）で正しいのはどれか。

総数 (6 481)	14.8	25.9	59.3	1 887 kcal
20−29 歳 (557)	14.3	28.5	57.3	1 889 kcal
30−39 歳 (788)	14.5	27.7	57.9	1 898 kcal
40−49 歳 (989)	14.3	27.3	58.3	1 862 kcal
50−59 歳 (961)	14.7	26.4	58.9	1 922 kcal
60−69 歳 (1 408)	15.1	25.4	59.5	1 946 kcal
70 歳以上 (1 778)	15.1	23.6	61.2	1 830 kcal

エネルギーの栄養素別構成比の平均値（20 歳以上，男女計，年齢階級別）

1. 蛋白質，脂質，炭水化物
2. 脂質，蛋白質，炭水化物
3. 炭水化物，蛋白質，脂質
4. 脂質，炭水化物，蛋白質
5. 蛋白質，炭水化物，脂質

第 3 章　糖　質

3.1　正しいのはどれか。

a. ブドウ糖は二糖類である。

b. 核酸は塩基，脂質から構成される。

c. タンパク質はアミノ酸から構成される。

d. アミノ酸はカルボキシル基をもつ。

e. 酵素は触媒作用を有する。

1. a, b, c　**2.** a, b, e　**3.** a, d, e　**4.** b, c, d

5. c, d, e

3.2　単糖類はどれか。

a. ガラクトース

b. グルコース

c. スクロース

d. セルロース

e. ラクトース

1. a, b　**2.** a, e　**3.** b, c　**4.** c, d　**5.** d, e

3.3　正しいのはどれか。

a. ブドウ糖は二糖類である。

b. 核酸は脂質を含む。

c. タンパク質はアミノ酸から構成される。

d. アミノ酸はカルボキシル基をもつ。

e. 酵素は触媒の作用を有する。

1. a, b, c　**2.** a, b, e　**3.** a, d, e　**4.** b, c, d

5. c, d, e

第4章　糖質と代謝

4.1 糖代謝について正しいのはどれか。

 a.　糖質は1gあたり4kcalのエネルギーに相当する。

 b.　低酸素では解糖系からATPを生成できない。

 c.　糖質は主に胃で吸収される。

 d.　ペントースリン酸系ではリボースを合成する。

 e.　低血糖はインスリン過剰投与で誘発される。

1. a, b, c **2.** a, b, e **3.** a, d, e **4.** b, c, d

5. c, d, e

第5章　ビタミンと補酵素，酵素

5.1 栄養素とその欠乏症との組合せで正しいのはどれか。

 a.　カロチン————夜盲症

 b.　葉酸——————貧血

 c.　ビタミンC———不妊症

 d.　ビタミンB12——脚気

 e.　ビタミンD———骨軟化症

1. a, b, c **2.** a, b, e **3.** a, d, e **4.** b, c, d

5. c, d, e

5.2 水溶性ビタミンはどれか。

 a.　ビタミンA

 b.　ビタミンB6

 c.　ビタミンC

 d.　ビタミンD

 e.　ビタミンE

1. a, b **2.** a, e **3.** b, c **4.** c, d **5.** d, e

5.3 酵素について**誤っている**のはどれか。

 1.　基本構造は脂質である。

 2.　一つの酵素は一つの基質に作用する。

 3.　一つの酵素の活性を最大化するpHが特定される。

 4.　一つの酵素の活性を最大化する温度が特定される。

 5.　生体内化学反応を無理なく進行させる働きをもつ。

5.4 脂溶性ビタミンはどれか。

 a.　ビタミンA

 b.　ビタミンB1

 c.　ビタミンC

 d.　ビタミンD

e．ビタミン E

　1. a，b，c　　**2.** a，b，e　　**3.** a，d，e　**4.** b，c，d

　5. c，d，e

5.5　正しい組合せはどれか。

　a．ビタミン B₁ 欠乏症————Wernicke 脳症

　b．ビタミン B₁₂ 欠乏症————悪性貧血

　c．ビタミン C 欠乏症————骨軟化症

　d．ビタミン D 欠乏症————錐体外路症状

　e．ビタミン K 欠乏症————甲状腺機能低下症

　1. a，b　　**2.** a，e　　**3.** b，c　　**4.** c，d　　**5.** d，e

5.6　酵素の働きにおいて最もよくみられる基質濃度と反応速度の関係
　　　はどれか。

　　　ただし，両軸は等分目盛とする。

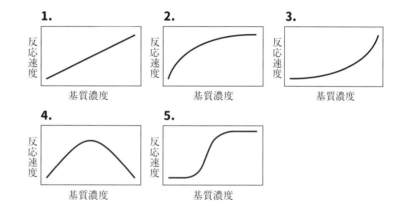

5.7　正しい組合せはどれか。

　a．葉酸欠乏————————壊血病

　b．ビタミン B₂ 欠乏————脚気

　c．ビタミン A 欠乏————夜盲症

　d．鉄過剰————————ヘモクロマトーシス

　e．亜鉛欠乏————————味覚障害

　1. a，b，c　　**2.** a，b，e　　**3.** a，d，e　**4.** b，c，d

　5. c，d，e

5.8　ビタミンとその欠乏症との組合せで正しいのはどれか。

　a．ビタミン A————出血傾向

　b．ビタミン B₆————末梢神経障害

　c．ビタミン C————壊血病

　d．ビタミン D————くる病

　e．ビタミン K————夜盲症

1. a, b, c　　**2.** a, b, e　　**3.** a, d, e　　**4.** b, c, d

5. c, d, e

5.9 水溶性ビタミンはどれか。

　　a. ビタミンA

　　b. ビタミンB

　　c. ビタミンC

　　d. ビタミンD

　　e. ビタミンE

1. a, b　　**2.** a, e　　**3.** b, c　　**4.** c, d　　**5.** d, e

5.10 酵素について**誤っている**のはどれか。

　　1. 触媒の一種である。

　　2. 基質は酵素が作用する物質を示す。

　　3. 至適温度は25℃付近である。

　　4. 酵素ごとの至適 pH が存在する。

　　5. タンパク質で構成される。

5.11 脂溶性ビタミンはどれか。

　　a. ビタミンA

　　b. ビタミンB_6

　　c. ビタミンC

　　d. ビタミンD

　　e. ビタミンE

1. a, b, c　　**2.** a, b, e　　**3.** a, d, e　**4.** b, c, d

5. c, d, e

5.12 水溶性ビタミン欠乏に伴う症状の組合せで適切なのはどれか。

　　a. ビタミンB_1欠乏―――ウェルニッケ脳症

　　b. ビタミンB_2欠乏―――末梢神経障害

　　c. ビタミンB_6欠乏―――脚気

　　d. ビタミンB_{12}欠乏―――亜急性連合性脊髄変性症

　　e. ニコチン酸欠乏―――ペラグラ

1. a, b, c　　**2.** a, b, e　　**3.** a, d, e　　**4.** b, c, d

5. c, d, e

5.13 水溶性ビタミンはどれか。

　　a. ビタミンA

　　b. ビタミンB_6

　　c. ビタミンC

　　d. ビタミンD

　　e. ビタミンE

1. a, b　　**2.** a, e　　**3.** b, c　　**4.** c, d　　**5.** d, e

5.14 必須アミノ酸でないのはどれか。

　　1. バリン

　　2. ロイシン

　　3. アルギニン

　　4. メチオニン

　　5. イソロイシン

5.15 酵素について誤っているのはどれか。

　　1. 基本構造はタンパク質である。

　　2. 一つの酵素は一つの基質に作用する。

　　3. 一つの酵素の活性は最大化する pH がある。

　　4. 生体内化学反応を無理なく進行させる働きをもつ。

　　5. 温度が高いほど酵素の活性は高くなる。

第7章　アミノ酸，タンパク質と代謝

7.1 必須アミノ酸はどれか。

　　a. グリシン

　　b. アラニン

　　c. バリン

　　d. ロイシン

　　e. イソロイシン

　　1. a, b, c　　**2.** a, b, e　　**3.** a, d, e　　**4.** b, c, d

　　5. c, d, e

7.2 鉄を輸送する主要な血漿蛋白はどれか。

　　1. トランスフェリン

　　2. ヘモグロビン

　　3. リポ蛋白

　　4. セルロプラスミン

　　5. アルブミン

第8章　核酸と代謝

8.1 遺伝子を構成し，遺伝情報を担う物質はどれか。

　　1. タンパク質

　　2. アミノ酸

　　3. 核酸

　　4. 糖脂質

　　5. 酵素

8.2 DNA を構成する塩基でないのはどれか。

    1. アデニン

    2. チミン

    3. グアニン

    4. シトシン

    5. キサンチン

8.3 塩基のうち，DNA の構成成分でないのはどれか。

    1. イノシン

    2. アデニン

    3. チミン

    4. シトシン

    5. グアニン

8.4 DNA を構成する塩基でないのはどれか。

    1. ウラシル

    2. アデニン

    3. チミン

    4. シトシン

    5. グアニン

国家試験問題（臨床工学技士） 解答

第 2 章 栄養素の吸収と代謝

2.1 ［25 回―午後―問題 4］　　2
2.2 ［27 回―午前―問題 2］　　2
2.3 ［30 回―午前―問題 24］　　1
2.4 ［31 回―午前―問題 2］　　1

第 3 章 糖　質

3.1 ［22 回―午後―問題 4］　　5
3.2 ［25 回―午前―問題 4］　　1
3.3 ［29 回―午前―問題 4］　　5

第 4 章 糖質と代謝

4.1 ［32 回―午後―問題 2］　　3

第 5 章 ビタミンと補酵素，酵素

5.1 ［20 回―午前―問題 8］　　2
5.2 ［21 回―午前―問題 7］　　3
5.3 ［24 回―午前―問題 4］　　1
5.4 ［24 回―午後―問題 2］　　3
5.5 ［25 回―午後―問題 24］　　1
5.6 ［26 回―午前―問題 3］　　2
5.7 ［26 回―午前―問題 25］　　5
5.8 ［27 回―午前―問題 24］　　4
5.9 ［27 回―午後―問題 2］　　3
5.10 ［28 回―午前―問題 3］　　3
5.11 ［28 回―午前―問題 25］　　3
5.12 ［29 回―午後―問題 24］　　3
5.13 ［30 回―午前―問題 3］　　3
5.14 ［30 回―午後―問題 3］　　3
5.15 ［33 回―午前―問題 3］　　5

第 7 章　アミノ酸，タンパク質と代謝

第 8 章　核酸と代謝

索　引

【編著者紹介】
海本浩一（うみもと・こういち）
　　　大阪薬科大学薬学科卒業
　　　パリ大学医学部ネッカー病院留学
　　　大阪電気通信大学医療科学科教授

【著者紹介】
永田俊司（ながた・しゅんじ）　工学博士
　　　大阪市立大学大学院工学研究科博士課程修了
　　　前大阪電気通信大学客員教授

橘　克典（たちばな・かつのり）　博士（工学）　臨床工学技士
　　　大阪電気通信大学大学院医療福祉工学研究科博士課程修了
　　　大阪電気通信大学医療科学科准教授

鎌田亜紀（かまだ・あき）　臨床工学技士
　　　大阪電気通信大学医療福祉工学科卒業
　　　前大阪電気通信大学医療福祉工学科講師

【編集協力者】
大阪電気通信大学大学院医療福祉工学研究科
米倉寛稀　臨床工学技士
高林博史　臨床工学技士
北浦拓武　臨床工学技士
高林冬華　臨床工学技士
瀧本和哉　臨床工学技士
原正太朗

【臨床工学テキスト】

生化学　代謝

2021 年 3 月 20 日　第 1 版 1 刷発行　　　　　　　ISBN 978-4-501-33430-7 C3047

編著者　海本浩一
著　者　永田俊司，橘　克典，鎌田亜紀
　　　　©Umimoto Koichi, Nagata Shunji, Tachibana Katsunori, Kamada Aki 2021

発行所　学校法人 東京電機大学　　　　　〒120-8551　東京都足立区千住旭町 5 番
　　　　東京電機大学出版局　　　　　　　Tel. 03-5284-5386（営業）03-5284-5385（編集）
　　　　　　　　　　　　　　　　　　　Fax. 03-5284-5387　振替口座 00160-5-71715
　　　　　　　　　　　　　　　　　　　https://www.tdupress.jp/

編集協力・組版：(株)チューリング　　印刷：(株)ルナテック　　製本：誠製本(株)
装丁：齋藤由美子
落丁・乱丁本はお取り替えいたします。　　　　　　　　　　　　Printed in Japan